JN033654

Let's ask a doctor mental health

心のお医者さん
に聞いてみよう

依存症の人を治療に向かわせる CRAFTの本

家族としての“あり方”“接し方”

精神科医・藍里病院副院長
吉田精次 監修

大和出版

はじめに

CRAFT《クラフト》は、「Community Reinforcement And Family Training（コミュニティ強化と家族トレーニング）」の略称で、依存症患者さんの家族を支援するためのプログラムです。家族の対応が変わると本人に変化が生じ、治療に向かいやすくなるという考え方を基本としています。

CRAFTはコミュニケーション・スキルを磨く方法だと思われているかもしれませんが、そうではありません。

CRAFTを実践すると、人間に対する見方ががらりと変わります。人の感情や心の動きが深く理解できるようになり、自分の言動が相手に及ぼす影響にも敏感になります。結果的に人間関係が改善してコミュニティが強化されるのです。

CRAFTによって多くの人が、見失っていた相手への愛をとり戻します。またなにより大切なのは、家族が自分自身への愛をとり戻し、よりよい人生を歩み出せることです。

本書ではアルコール依存症を想定していますが、CRAFTは、ほかの依存症にも有効です。ただし、ギャンブル依存症に関しては、環境づくりを行ったうえでの活用が必須です。

依存症は、家族が治療を受けることはできません。できるのは、本人の心に「なんとかしたい」という思いを呼び起こすことだけです。そのためにCRAFTは大きな助けになるでしょう。

本書によって、先の見えない暗闇で悩む家族のみなさんが、少しでも希望を見出せることを願っています。

精神科医、藍里病院 副院長　吉田 精次

CONTENTS

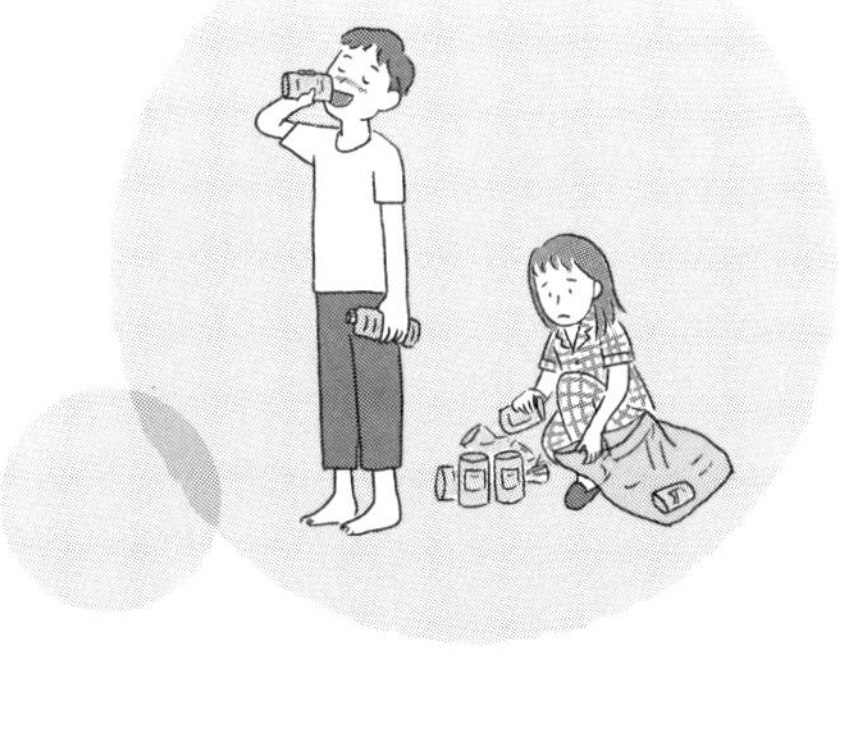

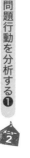

Part2

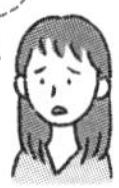

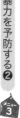

改善のきっかけがほしい！

まず状況を明らかにし、暴力を避けながら、伝わるように話す——27

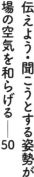

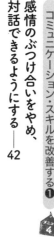

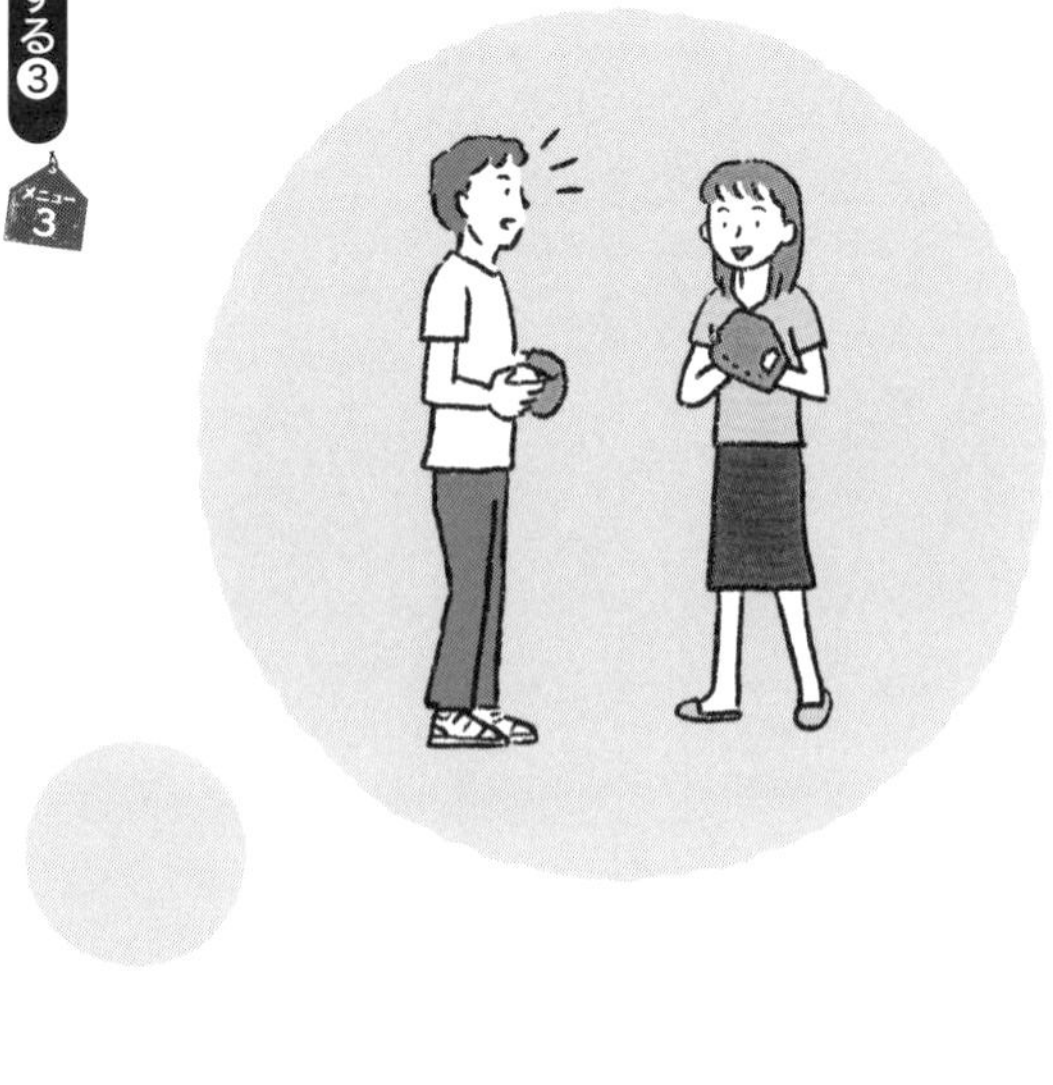

Part3

関係を改善していきたい！

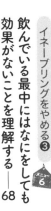

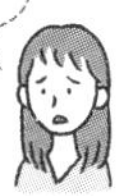

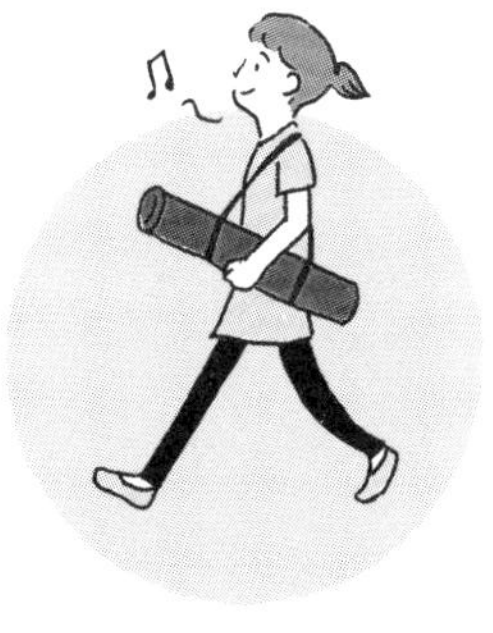

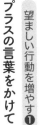

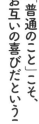

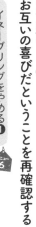

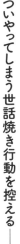

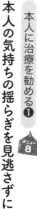

Part4

うまく治療に向かわせたい

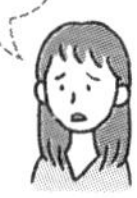

本人の心境をイメージし、適したタイミングで気持ちを伝える

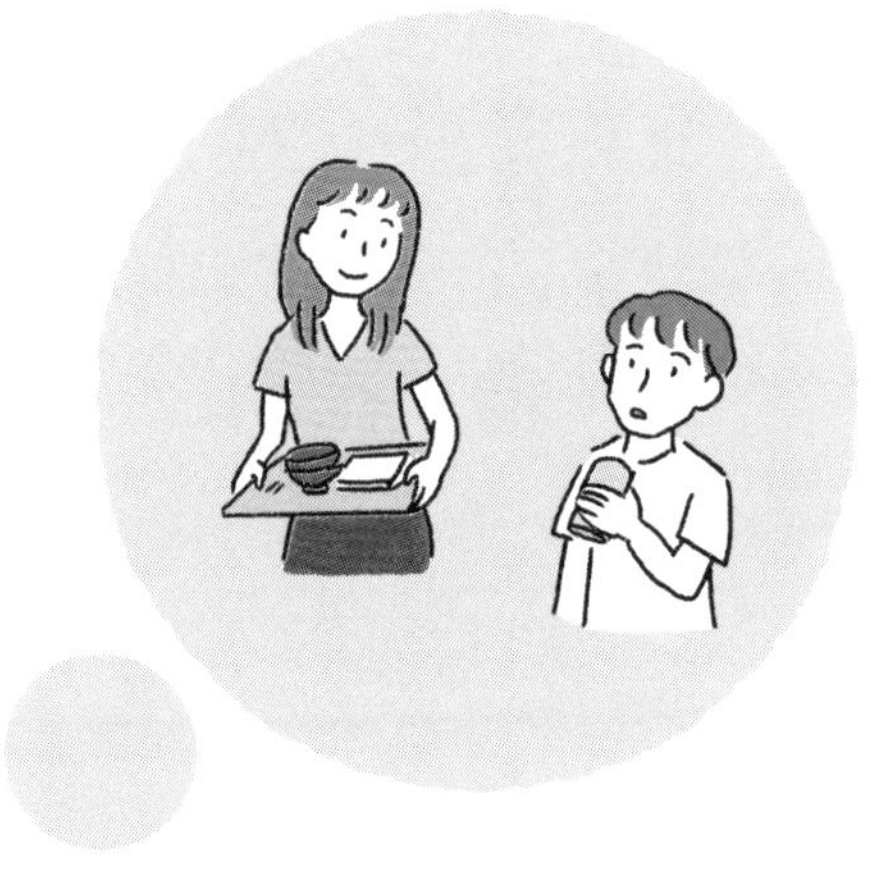

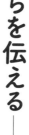

イラスト●新倉サチヨ
デザイン●酒井一恵

Part 1

このままではつらい、現状を変えたい

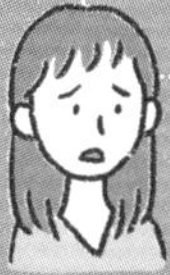

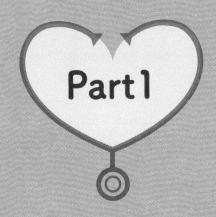

CRAFTで「伝える技術」を学ぶと、本人が変わり、家族もラクになる

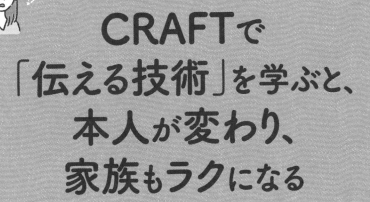

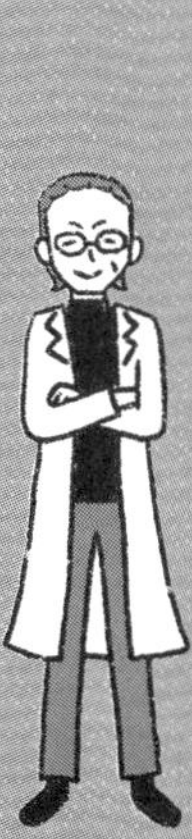

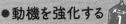

「なんとか本人を
依存症治療につなげたい」
切実な悩みに答えるのが
CRAFTです。
家族だからできる、
そして家族自身を助ける
方法が詰まっています

- 動機を強化する メニュー 1
- 満足度のチェック +α メニュー

アルコール依存症に家族の思考も乗っとられる

本人をコントロールするのはムダ

アルコール依存症になると脳は依存症という病気に支配され、理性的な行動ができなくなります。家族はアルコールから本人を遠ざけようと、お酒を捨てたり隠したりしますが、飲酒している本人は、家族の思いを受け止める状態にはありません。

本人をコントロールしようとすればするほど、家族の思考も依存症に支配されていきます。

コントロールできない人を
＝ コントロールしようとする ＝

家族

依存症をなんとかしようとやっきになり、思考が短絡的になり、視野がどんどん狭くなる。

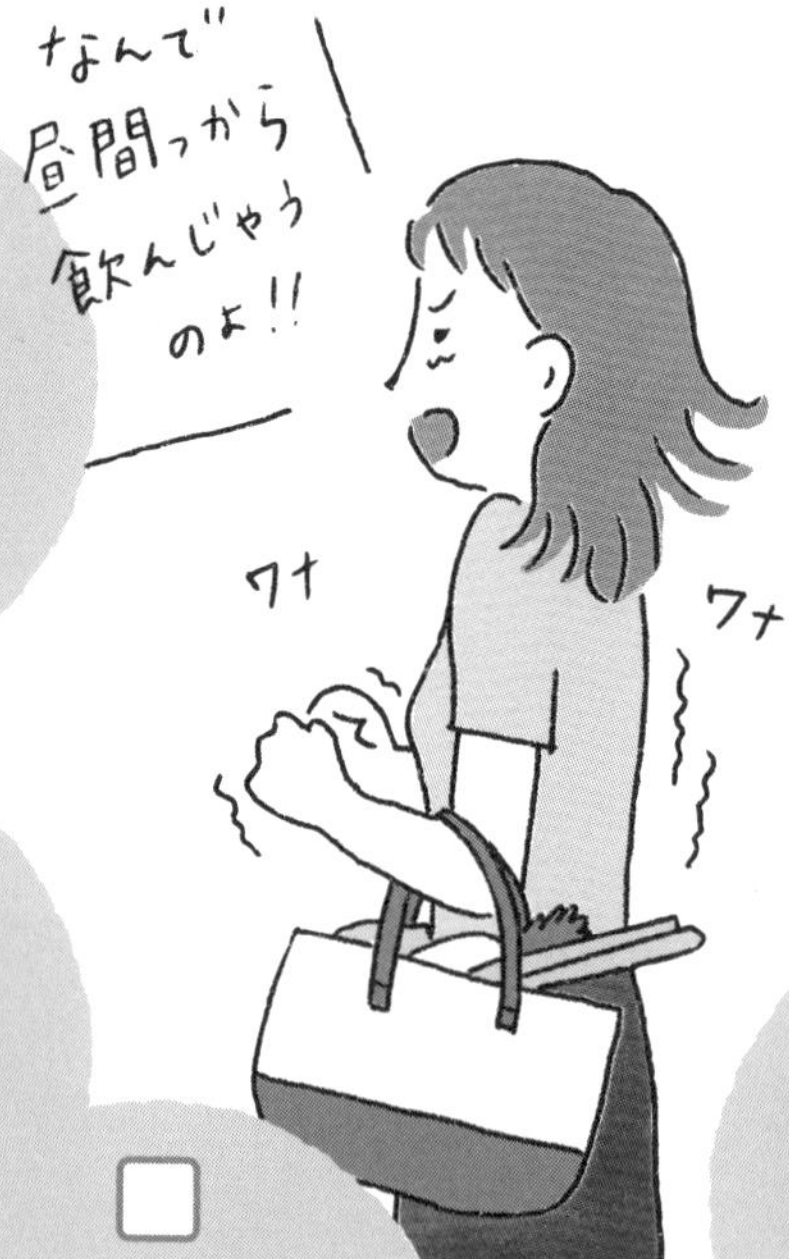

なんで昼間っから飲んじゃうのよ!!
ワナ
ワナ

□ **思考が短絡的になる**

感情に流され、感情をぶつけてしまったり、すぐに絶望したり、期待したりしてしまう。

□ **依存症で頭がいっぱいになる**

四六時中依存症のことが気になり、ほかのことが考えられなくなる。

□ **孤立してしまう**

誰にも相談できず、ひとりで悩み、他人と交流するのがおっくうになる。

□ **とり引きをする**

本人を思い通りに動かしたいために、「お酒を飲まないなら～する」などととり引きをする。

□ **すぐにおびえる**

「このまま～したらどうしよう……」と起きてもいないことにおびえるようになる。

依存症の脳のメカニズム

行動
お酒を飲む。くり返すと脳が快に即反応し、酒量、回数などが増す。

快感・報酬
楽しい、リラックスなど気分の変化を脳が「報酬」だと判断する。

脳の側面の
側坐核《そくざかく》が活性化

ドーパミン放出
脳内の快を感じる部分が活性化しドーパミンという神経伝達物質が放出。

脳の前方の
前頭連合野が
活性化

情動
ドーパミンは記憶・学習に作用し、情動と結びつき、行動が強化される。

強化

脳内が変化してコントロールできなくなる

お酒を飲む行為をくり返すうち、脳の機能が変化し、行為が強化され、一定の刺激では満足できなくなる。お酒を飲める人が、飲める環境があり、酒量が増すきっかけがあると、誰でも依存症になるリスクがある。

飲み方を制御できない

飲むペースが速まり、酒量や回数が増え、強い酒になり、いつの間にかつねに飲むようになる。

言い訳をしながら飲む

眠れない、リラックスできないと理由をつけて飲み、飲んだ勢いで言いにくいことを言う。

自分で自分をコントロールできない

本人

依存症の影響で冷静に思考できなくなり、目の前のことを場当たり的に考えるようになる。

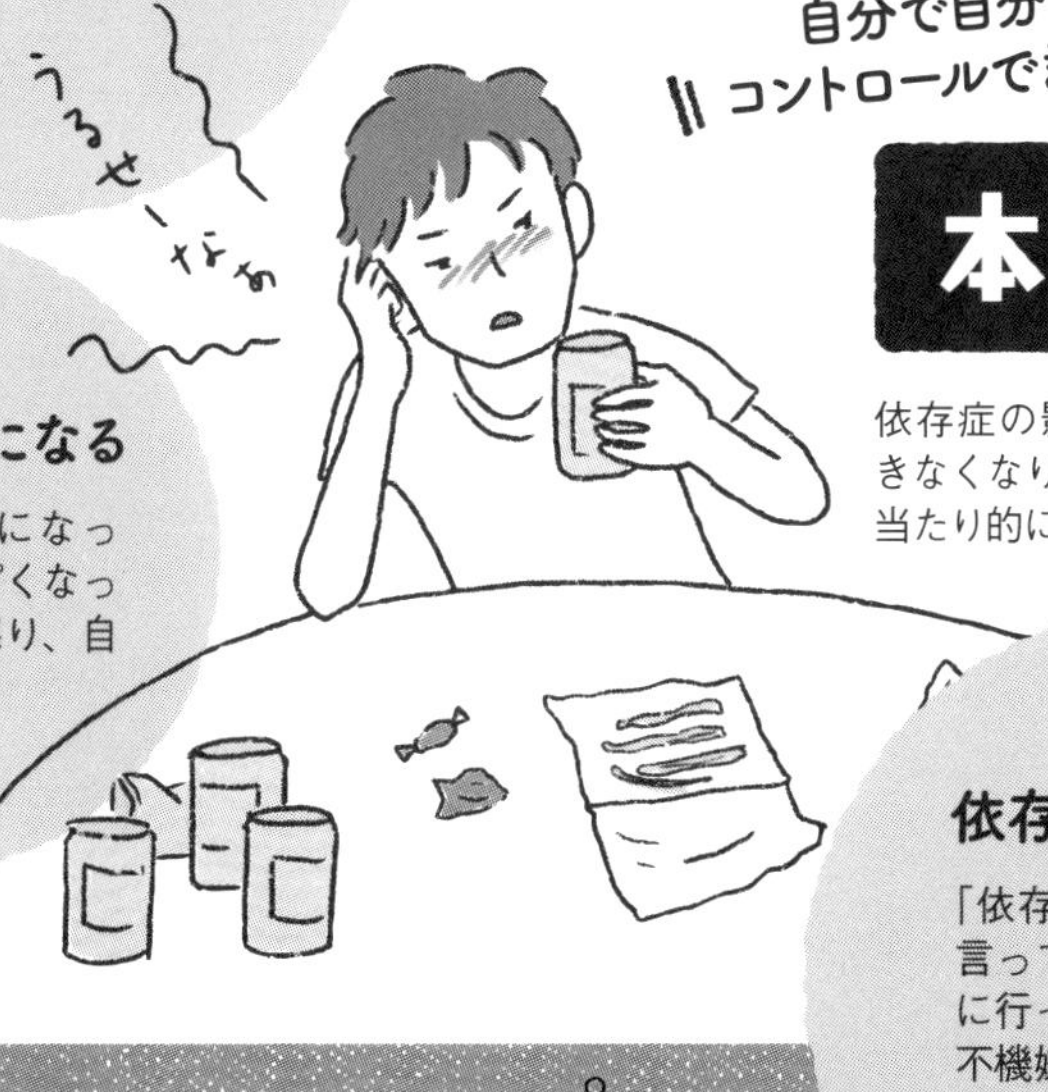

自己中心的になる

悲観的、感情的になったり、子どもっぽくなったりして、すぐ怒り、自暴自棄になる。

依存症を認めない

「依存症なのでは？」と言っても認めず、「病院に行っては？」と言うと不機嫌になる。

家族の行動を変えることで本人を依存症治療につなげる

目的に向けて実現可能な行動をとる

CRAFTには5つの大きな目的があり、その目的に向けて8つのメニュー（P12）で構成されています。本人を前にすると、家族も冷静さを失いがちになりますが、実践の際には、下に示した4つの鉄則を必ず守ってください。つねに「いま家族がどうしたいか」を念頭に置いて、実現可能な行動を一歩ずつ進めましょう。

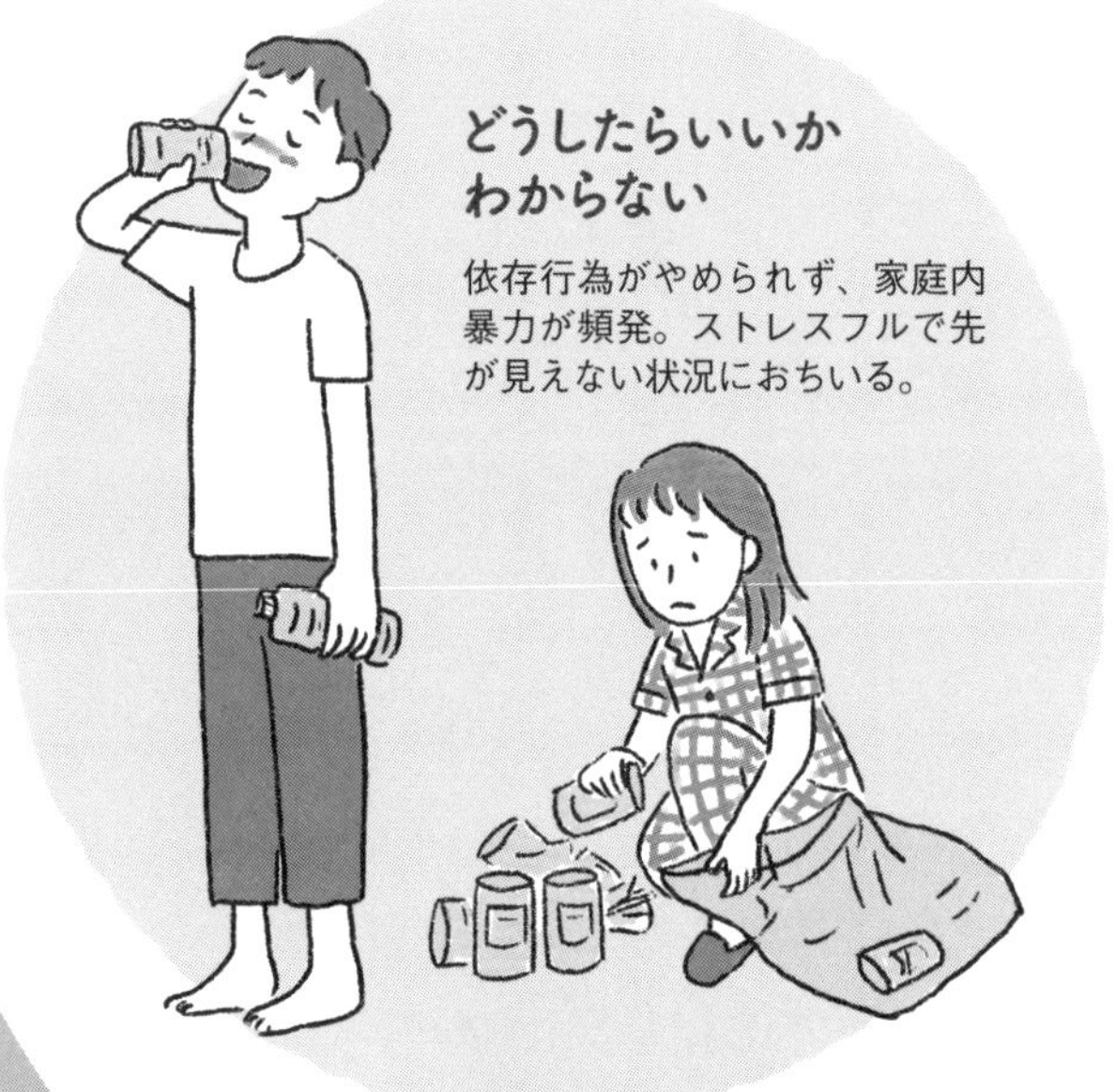
どうしたらいいか
わからない
依存行為がやめられず、家庭内暴力が頻発。ストレスフルで先が見えない状況におちいる。

CRAFT 8つのメニュー

（➡P12）

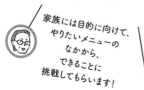

家族には目的に向けて、やりたいメニューのなかから、できることに挑戦してもらいます！

4つの鉄則

鉄則1 望ましい行動を見つける

本人がシラフでいるときの、望ましい行動に注目し、それを強化する。

鉄則2 よい部分を伝える（強化する）

家族自身が本人のよい部分を見つけ、積極的に言葉に出して伝える。

鉄則3 望ましくない行動を強化しない

飲酒や暴力などやめてほしい行動が強化されるようなことをしない。

鉄則4 いまできることをする

できないことを無理してやろうとしない。いま確実にできることだけをする。

徐々に関係性が変化していく

家族自身の思いを伝える努力をするうちに、依存症で崩れかけた関係が改善していく。

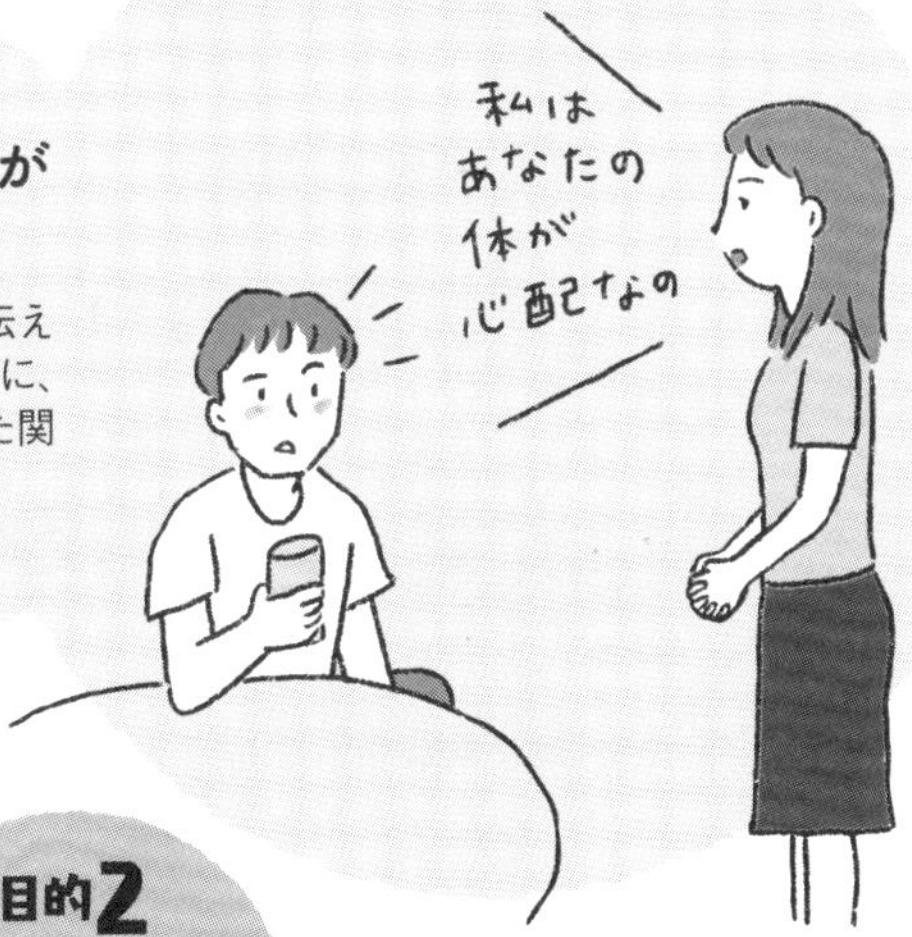
私はあなたの体が心配なの

5つの目的

目的1
本人の依存行為が止まる

目的2
家庭内暴力を避ける

目的3
生活上のストレスが減る

目的4
本人が治療を受け始める

目的5
本人の断酒と治療をサポートする

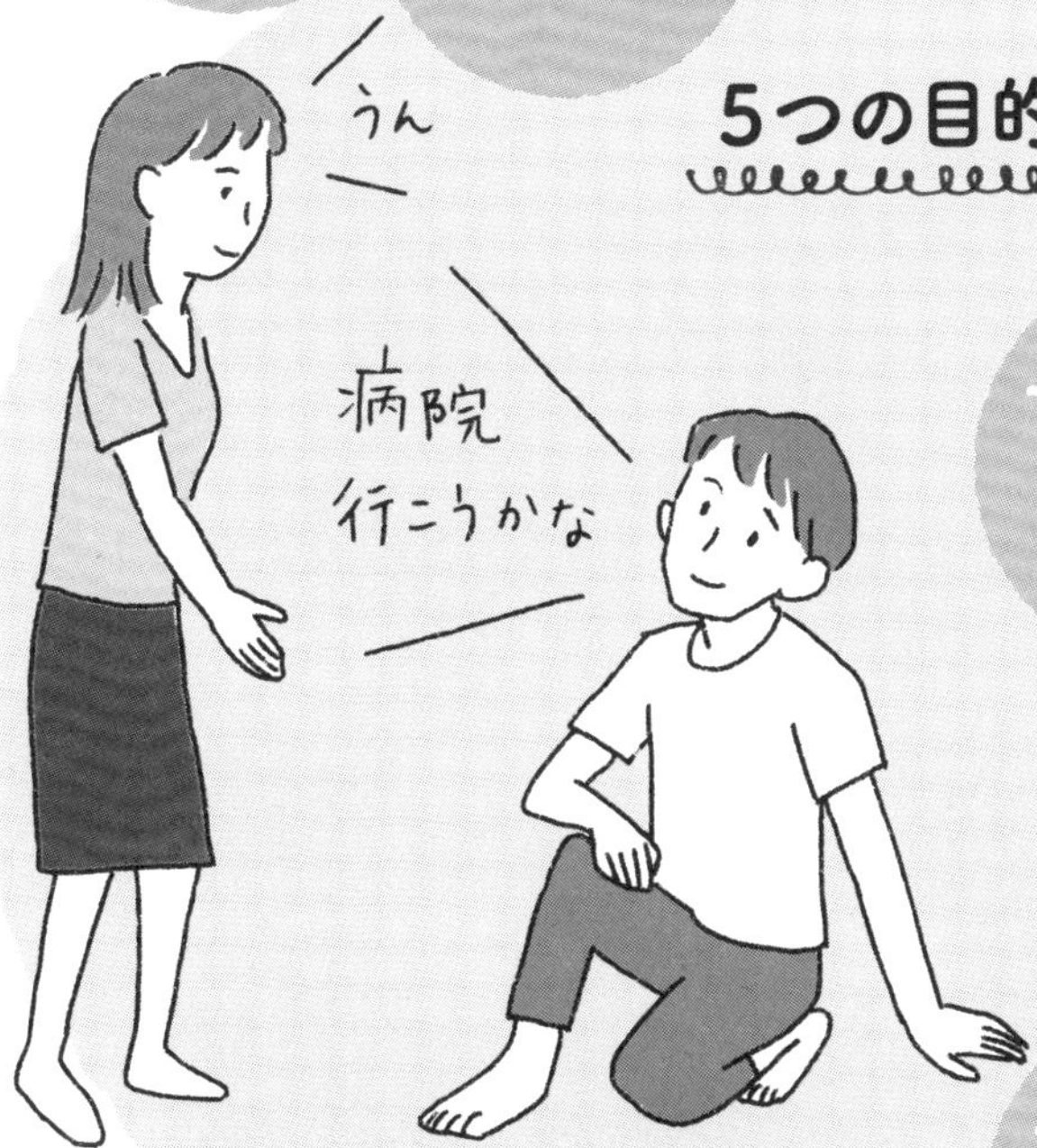
うん
病院行こうかな

本人と家族双方の苦しみが減る

依存行為が減り、本人が治療を受けたいと思うように変化する。同時に家族もラクになる。

CRAFT
8つのメニュー

家族がやってみたいメニューを選び、とり組んでいく

いまつらいことを解消していく

CRAFTは、大きく8つのメニューからなります。便宜上番号をふってありますが、順番にやる必要はなく、どこから始めてもかまいません。あくまで「自分がいま、なにをしたいか」を考え、自分の希望を優先させてください。医療機関等で行うときは、治療者がカウンセリングで話を聞きながら、やることを決めていきます。

メニュー1

なにか変えていきたい

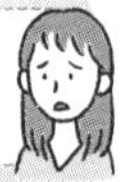

動機を強化する

家族自身がこの先どうしていきたいのか、思いや願望を探り、CRAFTにとり組む動機を見つけ出し、その動機を強化する。

➡ Part 1・P22

メニュー2

少し冷静になりたい

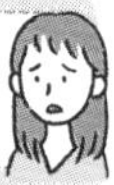

問題行動を分析する

本人の依存行為がどのようなパターンで起こり、またどういう点が困っているのかなど、状況をよく観察し、分析して把握する。

➡ Part 2・P28～

メニュー3

暴力を受けたくない

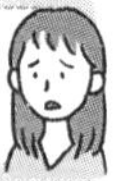

暴力を予防する

家庭内暴力とはなにかを理解し、依存症によって暴力がどのようなときに起こるのかを分析・予測する。暴力が起こらないように対策をとる。

➡ Part 2・P34～

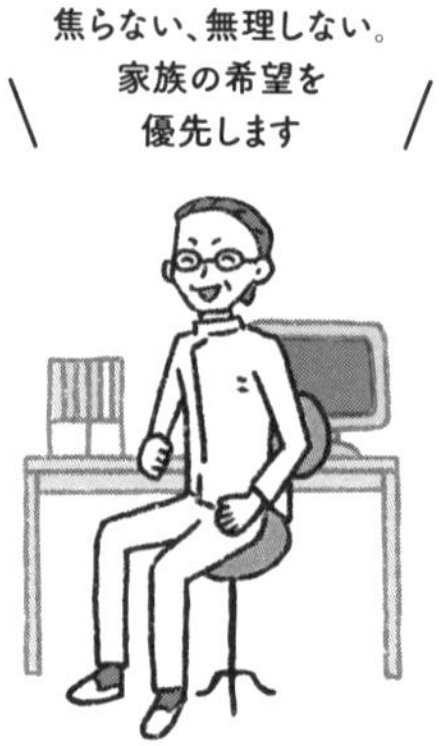
焦らない、無理しない。
家族の希望を
優先します

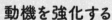

メニュー4

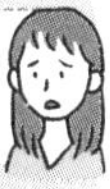

きちんと話したい

コミュニケーション・スキルを改善する

コミュニケーションの方法を変えることで、自分の思いを整理し、相手に伝わるように話し、対話できるようにしていく。

➡ Part 2・P42 ～

メニュー5

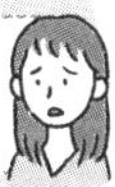

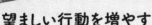

もとのあの人に
戻ってほしいい

望ましい行動を増やす

依存症になる前の好ましい姿は本人のシラフのときに見つけることができる。シラフのときの望ましい行動をほめ、その行動を増やしていく。

➡ Part 3・P54 ～

メニュー6

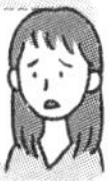

これ以上
苦しみたくない

イネーブリングをやめる

小言やおせっかい、尻ぬぐいなど、本人の依存を助けてしまうイネーブリングを減らす。
すでに疲弊してしまっている家族自身もラクになる。

➡ Part 3・P60 ～

メニュー7

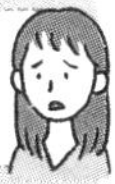

自分のことを
大事にしたい

家族自身の生活を豊かにする

依存症の影響でやめてしまった好きだったことを再開したり、自分の努力を自分でほめたりすることで、心に余裕をとり戻す。

➡ Part 3・P74 ～

メニュー8

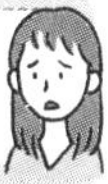

ちゃんと病院に
行ってほしい

本人に治療を勧める

本人がその気になったタイミングを逃さず、「試しに一度病院に行ってみない?」と声をかけたりして、医療機関とつながることを促す。

➡ Part 4・P82 ～

+α
メニュー

家族自身の気持ちが
最優先!
満足度をチェックする

家族はつい本人のことばかりを優先し、自分の生活をないがしろにしやすい。どのメニューについても、とり組む前後に満足度をはかり、自分自身や生活に自覚的になる。

➡ Part 1・P24 ～

自分の思いを伝えることで愛をよみがえらせる

4つのステップをくり返し、人間性を回復

CRAFT の狙いは、見失っていた大切なものをとり戻し、人間性を回復することです。具体的には、４つのステップに基づいてメニューを行うとお互いの心への洞察が深まり、依存症のために見えなくなっていた愛がよみがえるのです。このプロセスを経て、自分のことも相手のことも大切にする思いが育まれます。

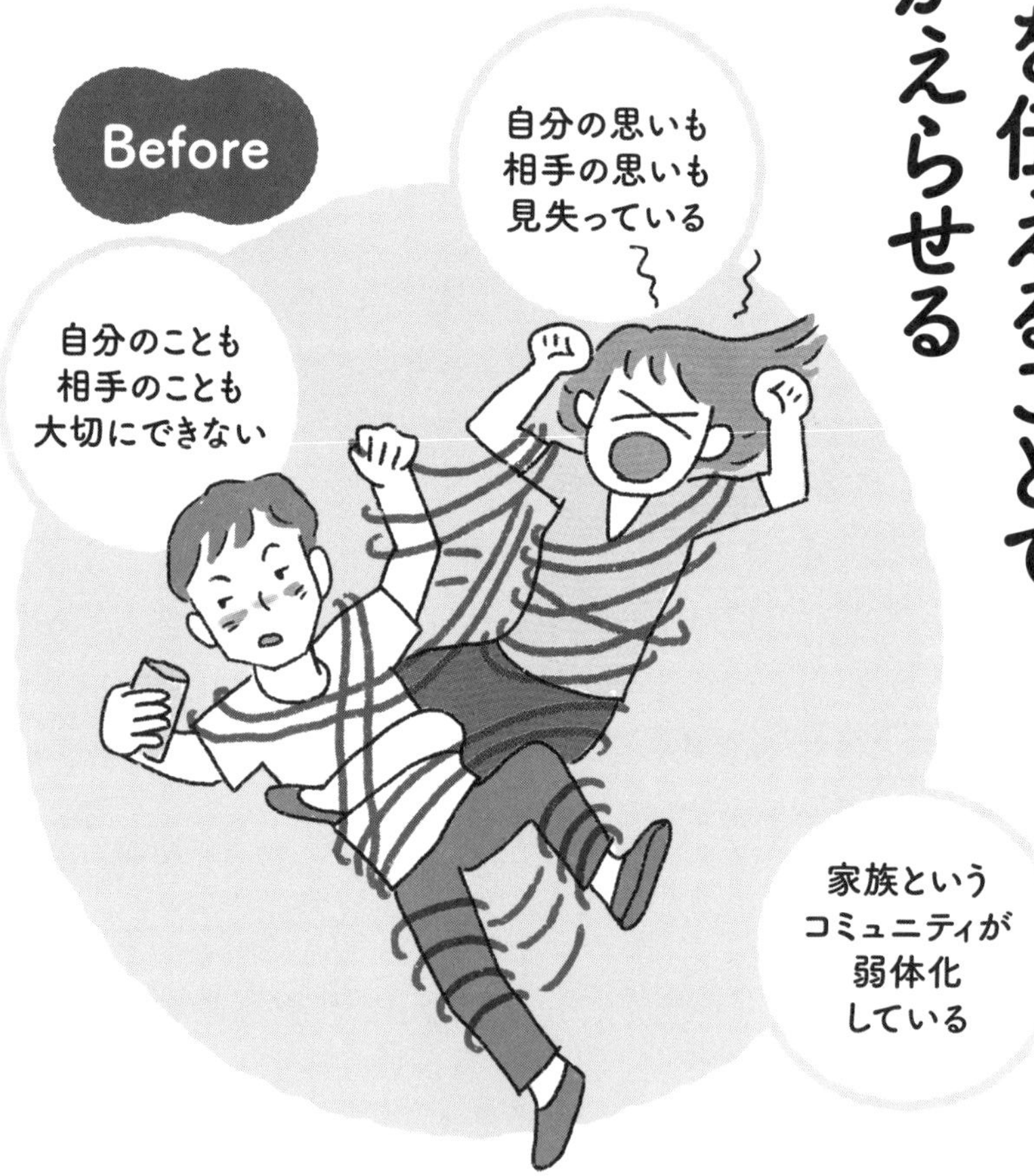
Before
自分の思いも
相手の思いも
見失っている
自分のことも
相手のことも
大切にできない
家族という
コミュニティが
弱体化
している

依存症によって願望や思いを見失っている

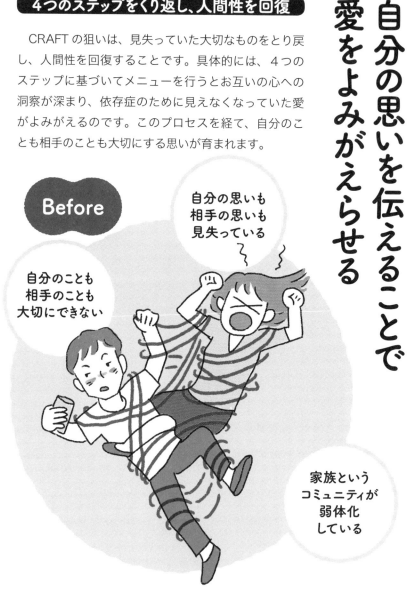

依存症によって、自分も相手も冷静にものを考えられる状態ではなくなり、自分のことも、相手のことも大切にできなくなっている。家族というコミュニティ自体が弱体化している。

CRAFTの4つのステップ

STEP1　私は相手に対して、どう感じ、どう思っているのだろう？

STEP2　私が、本当に相手に伝えたいことはなんだろう？

STEP3　私自身の願望はどこにあるのだろう？

STEP4　相手にきちんと伝えるには、どのような言い方が適しているのだろう？

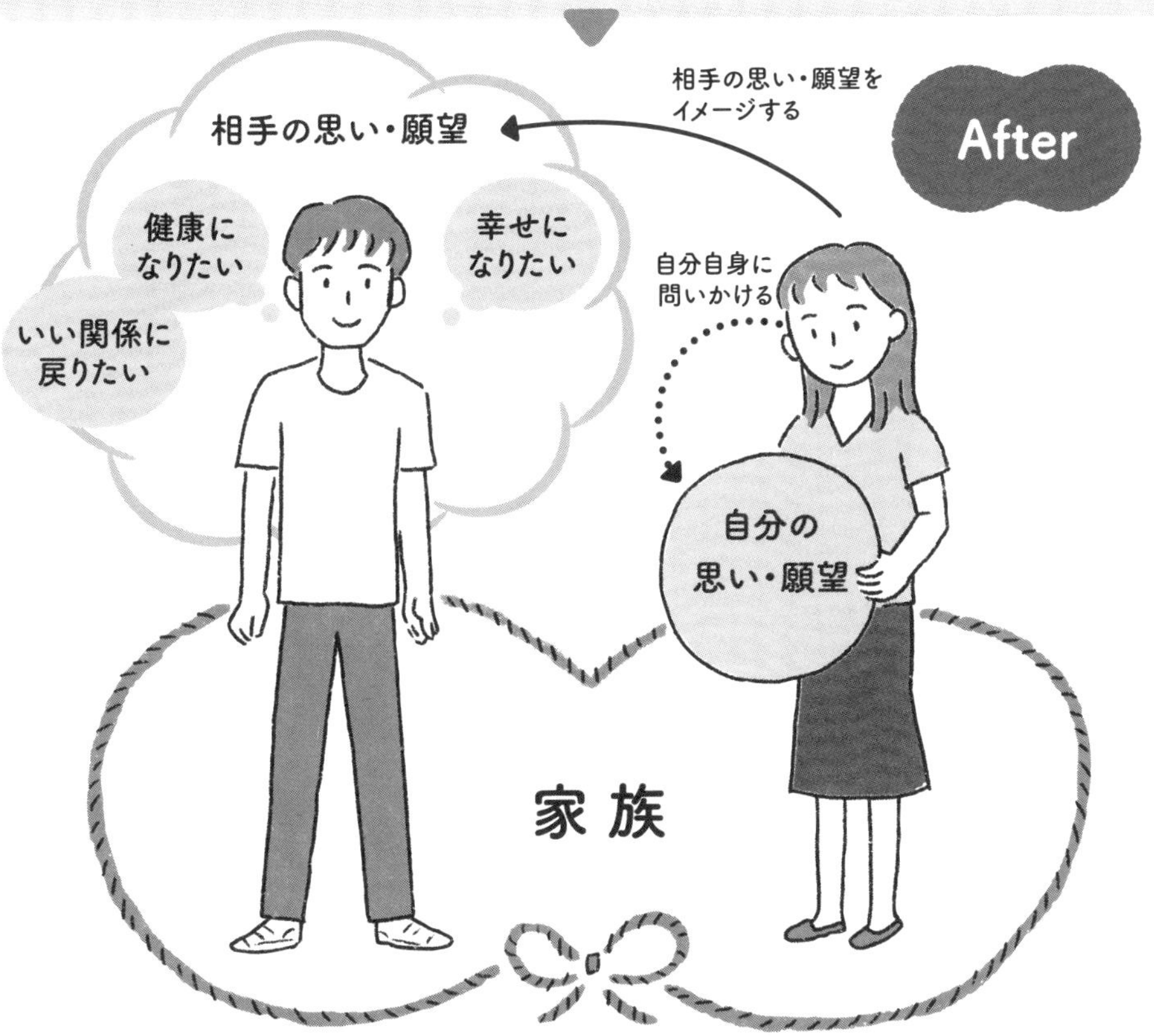
After
相手の思い・願望をイメージする
相手の思い・願望
健康になりたい
幸せになりたい
いい関係に戻りたい
自分自身に問いかける
自分の思い・願望
家族

自分への愛、相手への愛がよみがえり、家族が強化される

４つのステップに基づいてメニューを行うと、見失っていた自分への愛、相手への愛が蘇生する。自分も相手も大切に思えるようになり、コミュニティ（家族）が強化される。

CRAFTとは❶

家族が本人のシラフの部分へ肯定的にアプローチする

ＣＲＡＦＴは「コミュニティ強化と家族トレーニング」といい、依存症の家族を対象にした行動療法です。１９７０年代にロバート・メイヤーズ博士らによりアメリカで開発されました。

アルコール依存症だけでなく、依存症全般に効果がある

アルコール依存症は物質依存ですが、ほかにも特定の行為をくり返す行動依存、特定の人間関係に囚われて逃げられない関係依存があります。いずれも依存対象に脳を支配され、自分の行動がコントロールできなくなります。本人は、依存症の自覚をもちにくく、自ら医療機関を受診することが難しいのです。家族は叱ったり、懇願したりして説得を試みますが、依存症におちいった人は素直に聞けなくなっています。

ＣＲＡＦＴは、お手あげ状態の家族をサポートするプログラムです。小言や叱責の代わりに、肯定的にアプローチする方法を学んでもらい、

正常、グレー、病気……生活に支障が出るかどうか

依存とは、ほかに頼って存在・生活することです。その意味で人間存在そのものは、依存なしには成り立たないといっていいでしょう。依存症とは、その物事に依存し、それがないと身体的・精神的な平常を保てなくなる状態をいいます。

楽しみや娯楽の範囲から、支障が起きているのにその行動をコントロールできなくなるレベル、つまり依存症まで、陸続きの人間の行動なのです。

本人から「治療したい」という自発的な気持ちを引き出します。

アルコールに限らず依存症全般に効果がありますが、ギャンブル依存や大人のゲーム依存は例外です。これらの依存症は、なによりも環境づくりが重要なので、ＣＲＡＦＴだけでの対応には限界があるからです。

対応を変えるうちに本人の健康的な部分が増えていく

これまでに受けたアドバイスなどで「小言はダメ」と言われて本人になにも言えなくなってしまい、黙って耐えている家族が多いのです。ＣＲＡＦＴでは、「言ってはダメ」「してはダメ」と、家族にがまんを強いることはありません。家族が「本人になにを伝えたいのか」を見つけ、「どう伝えれば、思いが相手に伝わるか」を考え実践することが重要だと考えます。

依存症に脳を乗っとられても、本人の心の奥には健康的な「シラフ」の部分があり「健康になりたい」と願っています。家族は、そのシラフの部分にアプローチし、健康的な部分を増大させていくのです。

ＣＲＡＦＴはアメリカで開発されたため、日本人向けに少しアレンジが必要です。藍里病院では２０１３年にＣＲＡＦＴを導入後、日本人に適したプログラムになるよう試行錯誤を重ねています。

依存症の3つのカテゴリー

関係依存

特定の人との関係に執着し、共依存関係（P20）におちいる。
DVやモラルハラスメント、児童虐待につながることも多い。

恋愛　親子　など

行為依存

プロセス依存ともいう。特定の行為から得られる刺激や安心感にのめり込み、止められなくなる。

ネット　ゲーム　買い物　セックス　ギャンブル　など

物質依存

依存性のある物質を体内にとり入れ、脳に作用し、やめようとしてもやめられなくなった状態をいう。

アルコール　ニコチン　薬物　カフェイン　など

CRAFTとは❷

本人を変えようとせず、家庭環境を変えていく

依存症の人は、依存を自覚しづらく、なかなか病院に行こうとしません。このためＣＲＡＦＴでは本人を変えようとするのではなく、家族が自分を変える努力をすることでよい影響を与えていきます。

家族こそが解決の中核を担っている

ＣＲＡＦＴを始めると、家族は早い時期から自分自身や相手に対する見方が変わり始めます。多くの場合、初回のカウンセリングで話をすることで心に余裕が生じ、家での態度や行動にも微妙な変化が現れます。

依存症である本人も、家庭の雰囲気が変わるとすぐに気づきます。家族の表情や雰囲気が肯定的に変化したのを感じて、「じゃあ、試しに受診してみようか」という気持ちになりやすくなります。

藍里病院では、家族がＣＲＡＦＴを開始後、４～６回で本人の治療につながっており、プログラム開始初期２年間のデータによると、約８割

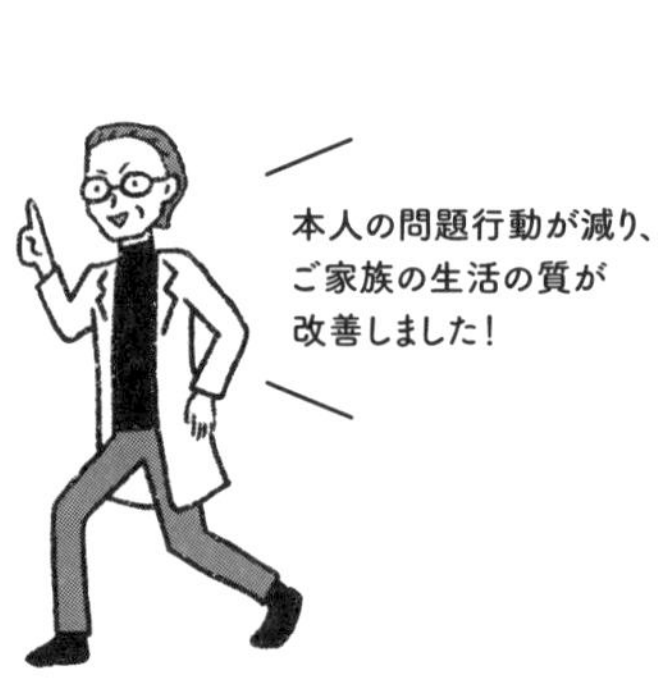
本人の問題行動が減り、
ご家族の生活の質が
改善しました！

の本人が受診しています。

ＣＲＡＦＴの最大のメリットは、本人が治療につながることです。けれども結果的に、家族も自分自身の気持ちがラクになったことに気づき、自分にも大きなメリットがあることを感じます。

過去の自分の言動と比較しながら、改善していく

ＣＲＡＦＴのプログラムではロールプレイを多用します。

基本的には、カウンセラーなどの治療者と交互に役割をチェンジして練習します。最初はぎこちなくても、何度もくり返すうちに、適切な言葉が自然に出るようになります。

ロールプレイの目的のひとつは、自分の言葉を耳にしたときの相手の気持ちを感じることです。相手の役割を演じると、自分の言葉を相手の立場で聞き、どんな気持ちになるかを実感することができるからです。

ひとりで試してみたい場合には、過去の自分の言葉を思い起こしてみるといいでしょう。自分がなにを伝えたかったのかを考え、シミュレーションで相手の気持ちをイメージします。

さらにどう伝えればきちんと伝わるのか、ＣＲＡＦＴ的な言い方を工夫しましょう。過去の自分の言動と比べながら練習してみてください。

CRAFTプログラムを受講した家族の声

- 本人が治療に向かってくれてほっとした
- 私にもできそうなことがあるので安心
- イネーブリング（望ましくない行動）を知り、自分の混乱が減った
- 夜ぐっすり眠れるようになった。視野が広がり、ラクになった
- 暴力から逃げることを知ることができてよかった
- 笑顔が増えた

「共依存」と自責

「共依存」という自責は不要。問題は「依存症」という病気

共依存とは、相手に必要とされることに自分の存在価値を見出し、相手との関係に過剰に依存する状態をいいます。アルコール依存症の患者さんの家族が、こうした状態におちいることがあります。

役に立とうとして自分が苦しくなるときは要注意

誰かの役に立ちたいという気持ちも、周囲の人に認めてほしいと思うのも自然な欲求です。

しかし、そのことで自分が苦しくなったり、一生懸命やっても状況が悪化したりするばかりのときは、人間関係のもち方のどこかに問題があるのではないかと考えてみましょう。そういうときは自分自身に焦点が当たっていません。自分の共依存傾向を調べることは、適切な援助と自分自身の健康のために、とても重要です。

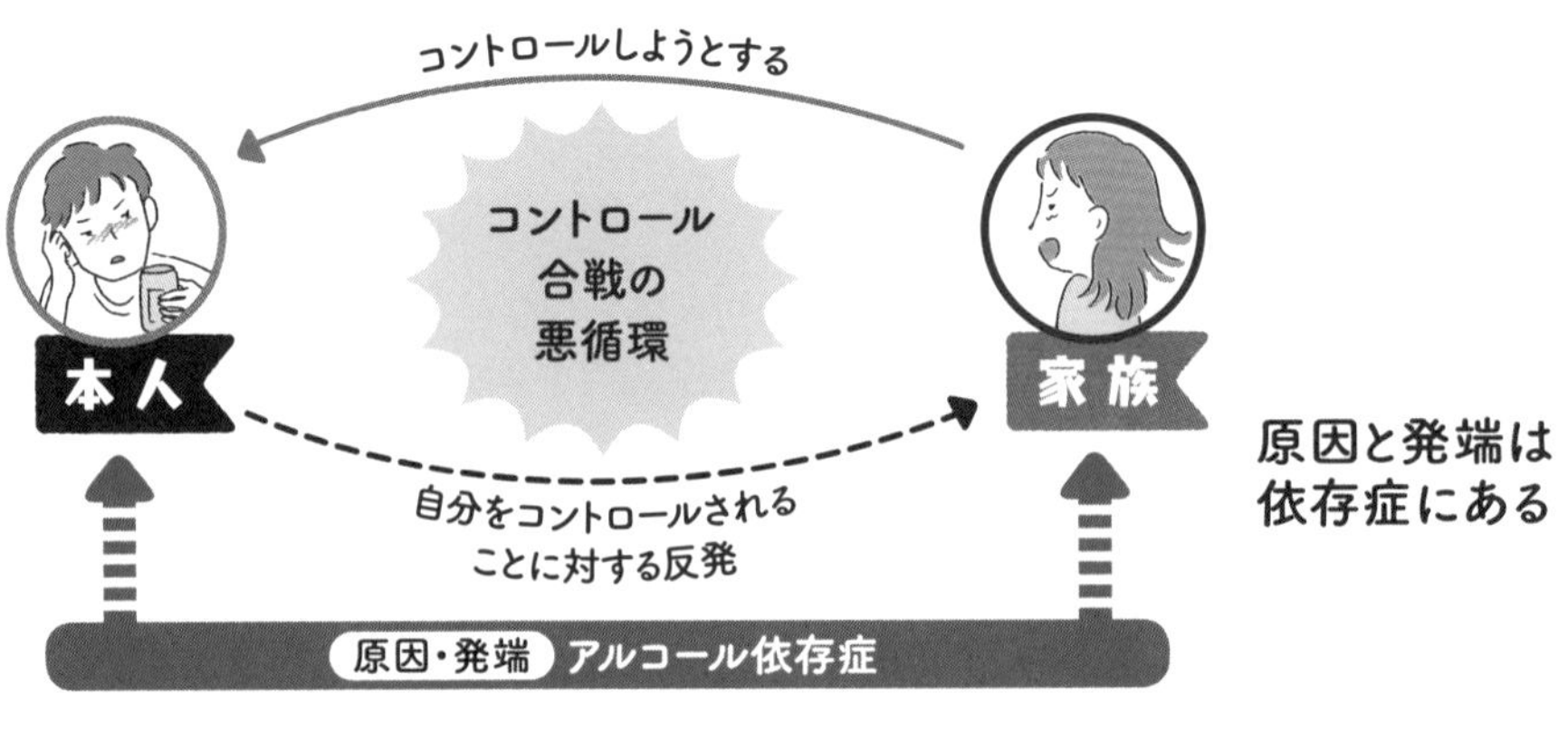
コントロールしようとする
コントロール
合戦の
悪循環
本人
家族
自分をコントロールされる
ことに対する反発
原因・発端
アルコール依存症
原因と発端は
依存症にある

共依存が原因で依存症になるわけではない

「共依存」は、健全な人間関係を築くうえで極めて重要な考え方ですが、使い方には注意が必要です。

共依存は病気ではありません。自責は不要ですし、周囲から家族が「共依存だから、治療を受けろ」と言われる筋合いはありません。

また共依存が事態を悪化させる要因になることはあっても、それが原因で依存症になるわけではありません。

いちばんの問題は、夫婦や異性関係において、「男性が暴力によって女性を支配する関係性」が見えなくなりかねないことなのです。

酒に酔った夫が「お前の共依存のせいでこうなるんだ」と妻を責め暴力をふるうことを正当化してしまう。残念ながら、いまだにこういうことが多いのが現実です。

CRAFTを通して行動が変われば相手との境界線が明確になり、共依存関係は是正されていきます。

夫婦はお互いに対等なパートナーとして健全な関係を築いていくきっかけになります。そのために自分の共依存傾向について考えることが、とても大切です。

悪循環を助長させる行動

- □ 先回りしてなんでも言いすぎる
- □ 相手よりも言葉数が多く、くどくど言う
- □ 正しいことを言って、その通りにさせようとする
- □ 先読みして相手の問題を考えて、先に答えを言ってしまう
- □ 相手の感情的な言動に、さらに感情的に返してしまう
- □ 起きてもいないことを想像して怖がりすぎる
- □ いやな現実を相手に見せないようにしてしまう
- □ 相手が飲酒しているときに、大事な話をしてしまう

動機を強化する

メニュー1

「いまやってみたい」&「できそうなこと」をしていく

CRAFTにおいて動機はとても重要です。動機は心のエネルギーとなり、目標に向かって持続的に進む原動力になるからです。そのため、CRAFTでは「動機を強化する」という項目を独立したひとつのメニュー1として扱っています。CRAFTを行う際の大前提として機能するメニューです。

具体的で実現可能な、あなたにとって重要な目標を立てる

もちろん、CRAFTの8つのメニューを実際に行う際には、家族がいま「もっともやってみたい」「切実に困っている」メニューから始めてください。やりたいことをするのが、学習効率をあげるコツです。どれにしようか迷ったら、メニュー1に着手しましょう。家族の心の底にある動機を明確にして、「これからどうしたいのか」「なにを望んでいるのか」を認識します。さらに、その動機を強化するために、前述

自分の目標を立てる WORK

目的1 本人の依存行為が止まる

例）争わずにお酒をやめてほしいということを伝えたい

目的2 家庭内暴力を避ける

例）イライラして感情をぶつけない方法を知りたい

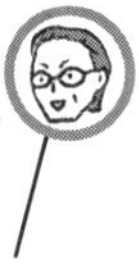

専用のCRAFT実践ノートを用意してもいいですね！

（Ｐ11）の５つの目的に対して、自分がやってみたいことを書き出します。下の例を参考にして、次の３つのことを心がけてください。

❶具体的なこと
❷実現可能なこと
❸あなたにとって重要なこと

実現可能なスモールステップに分け、できることからひとつずつ行っていきましょう。

暴力の危険に注意し、自分の満足度をつねに確認する

家族がＣＲＡＦＴを使って行動を変えるときには、本人が示す反応を必ず予測します。とくにイネーブリングは、突然やめると暴力が起きる危険性もあるので、慎重に行う必要があります（Ｐ69）。

また、家族自身の満足度（Ｐ24）は、こまめにチェックします。

満足度は家族自身の状況を表す指標となり、問題が浮き彫りになります。また、それまで自分の生活をおろそかにしていた家族は、「あなたは満足していますか」と二人称で尋ねられることで、「自分の人生」に目を向けるきっかけになります。自分への問いかけを心のなかで反すうすることで、自分を大切にする気持ちをとり戻します。

5つの目的（P11）に対して、あなた自身がやってみたいことを、例を参考にしながら書いてみよう。

目的5　本人の断酒と治療をサポートする

例）自分になにができるのかを知りたい

目的4　本人が治療を受け始める

例）口ごもらず病院に行く提案ができるようになりたい

目的3　生活上のストレスが減る

例）相手の心配ばかりすることをやめたい

満足度のチェック

+α
メニュー

自分の気持ちに集中し、領域ごとの満足度をはかる

ＣＲＡＦＴの大きな目的のひとつは、依存症で苦しむ家族自身が幸せになることです。

このため、家族が自分自身の満足度をはかる満足度チェックは、もっとも重要なワークのひとつです。

相手のことではなく、自分自身の気持ちに注目する

依存症の患者さんがいると、家族は自分のことをないがしろにしがちです。いつも相手の状態ばかりに気をとられて、気持ちが休まることがなく、自分のことを考える余裕がありません。自分はいったいどうしたいのか、自分の生活に満足しているのか、という視点が失われてしまうのです。

「満足度チェック（Ｐ26）」は、あなたの人生におけるいまの満足の程度を評価するものです。「完全に満足」している状態を10とし、「完全に

不満足」な状態を0としています。家事や仕事、家族、健康問題、金銭管理、子ども……さまざまな領域について考えます。

満足度チェックをすることにより、家族は自分自身に目を向けるようになります。それは自分自身をケアすることにつながります。そのよい影響は大きなものです。

細かく領域を分けて、集中して考えてみる

チェックする領域については、次ページのワークにかかげていますが、必要に応じて省いたり加えたりして、自分に適したチェックリストをつくってもかまいません。

注意していただきたいのは、ここでチェックする対象は、すべて家族自身の満足度だということです。たとえば「アルコール」の項目（P26）では、相手ではなく、あくまで家族自身のアルコールの問題についての満足度を考えてください。

各領域について0～10のうちもっとも自分のいまの気持ちに近い数字を○で囲みます。昨日の気持ちはとり除き、またほかの領域の満足度に影響されないように、ひとつの領域に集中し、「いま自分がどのくらい満足しているか」を答えます。

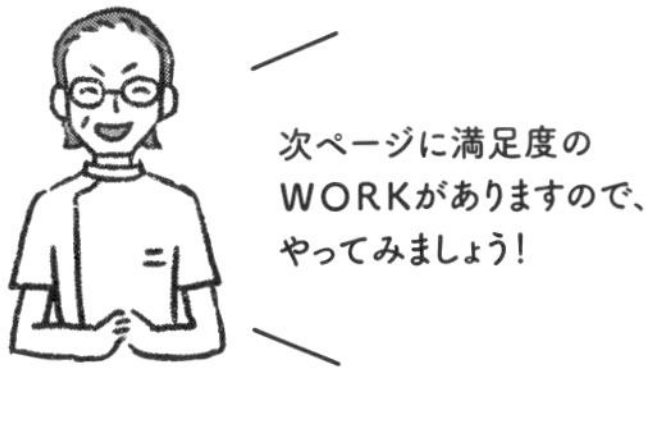
次ページに満足度の
WORKがありますので、
やってみましょう！

WORK

いまのあなたの人生における満足度をはかる

下の領域において、いまのあなたの人生における満足度を評価する。昨日感じたことは除き、いま感じていることに集中する。その領域だけのことを考えて、評価することを心がける。

●住宅

完全に不満足　完全に満足
0 1 2 3 4 5 6 7 8 9 10

●家事

完全に不満足　完全に満足
0 1 2 3 4 5 6 7 8 9 10

●仕事／教育

完全に不満足　完全に満足
0 1 2 3 4 5 6 7 8 9 10

●金銭管理

完全に不満足　完全に満足
0 1 2 3 4 5 6 7 8 9 10

●交友関係

完全に不満足　完全に満足
0 1 2 3 4 5 6 7 8 9 10

●社会活動・レクリエーション

完全に不満足　完全に満足
0 1 2 3 4 5 6 7 8 9 10

●アルコール／薬物使用

完全に不満足　完全に満足
0 1 2 3 4 5 6 7 8 9 10

●個人的な習慣

完全に不満足　完全に満足
0 1 2 3 4 5 6 7 8 9 10

●家族

完全に不満足　完全に満足
0 1 2 3 4 5 6 7 8 9 10

●気持ちの充足

完全に不満足　完全に満足
0 1 2 3 4 5 6 7 8 9 10

●コミュニケーション

完全に不満足　完全に満足
0 1 2 3 4 5 6 7 8 9 10

●健康問題

完全に不満足　完全に満足
0 1 2 3 4 5 6 7 8 9 10

●パートナーとの関係

完全に不満足　完全に満足
0 1 2 3 4 5 6 7 8 9 10

●性生活

完全に不満足　完全に満足
0 1 2 3 4 5 6 7 8 9 10

●子ども

完全に不満足　完全に満足
0 1 2 3 4 5 6 7 8 9 10

●精神性・宗教

完全に不満足　完全に満足
0 1 2 3 4 5 6 7 8 9 10

●警察／司法

完全に不満足　完全に満足
0 1 2 3 4 5 6 7 8 9 10

●……………………

完全に不満足　完全に満足
0 1 2 3 4 5 6 7 8 9 10

年　月　日

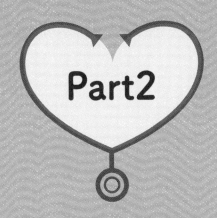

Part2

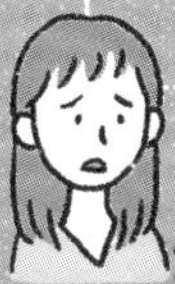

改善のきっかけがほしい！

まず状況を明らかにし、暴力を避けながら、伝わるように話す

まず現実を客観的に受け止め、
本人のことを理解し、
こちらの思いを伝えるには
どうしたらいいのかを考えていきましょう！

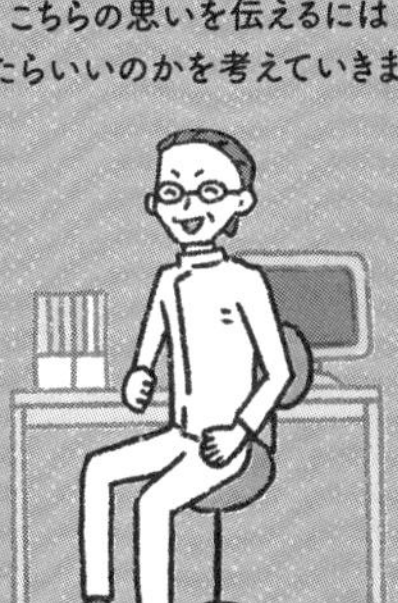

- 問題行動を分析する　メニュー2
- 暴力を予防する　メニュー3
- コミュニケーション・スキルを改善する　メニュー4

きっかけ、理由を明らかにし、本人の立場でものを見る

事実を見直し、依存症の全体像をつかむ

メニュー2の「問題行動の分析」では、現状分析とともに、飲酒をやめられない理由を探ります。現実に向き合うことが耐えられないという家族も多いものですが、正しく状況を理解することは、これからの対応には欠かせません。飲酒のメリット・デメリットを整理した「収支決算表」をつくり、全体像を把握しましょう。

問題行動を分類する

飲酒によってどういう問題が起きているのか、
カテゴリーに分類・整理してみる。

家庭問題

家庭内暴力、子どもへの虐待、金銭トラブルなど。別居や離婚も起こりやすい。

仕事の問題

ミスが頻発したり、欠勤が続いたり、解雇されたりする。

健康問題

アルコールは消化器系、心臓、脳を始めとする全身の臓器に影響を与える。頭痛、不眠などの不定愁訴からがんや心臓病までリスクは幅広い。

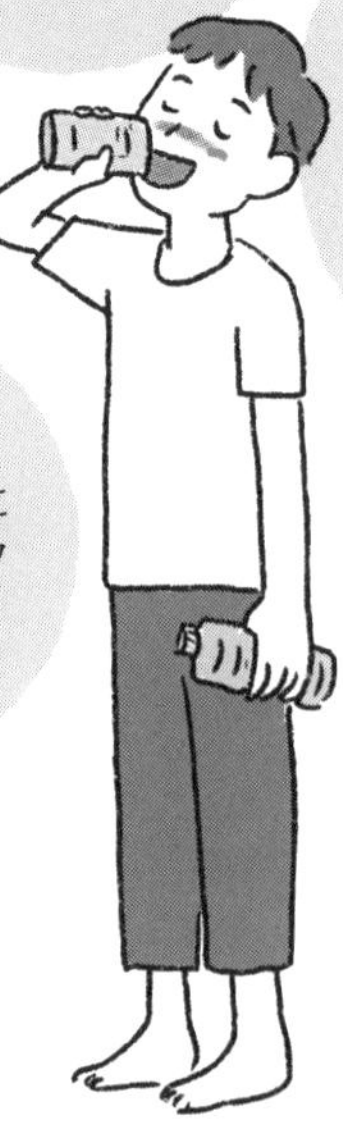

事故

飲酒運転や転倒による事故のリスクが高まる。

直接的に起こる問題

飲んだことで暴力をふるったり、失禁してしまったり、記憶がなくなったり。飲酒がきっかけで起こる直接的な問題をあげる。

- やめられない
- しつこくなる
- 記憶を失う
- モノを破壊する
- 殴る
- 暴言を吐く
- 失禁・嘔吐

人間関係の問題

知人・友人とのけんかや、金銭トラブルなどが起こりやすい。

問題を3つの視点で分析する

アルコールの問題が、どんなきっかけで起こるか。
また飲酒しているとわかるサインや、またそのときの飲酒量を把握する。

1 飲酒の引き金を探る

本人が、「しばしば飲酒をしてしまう」きっかけとなるできごとやシチュエーション、本人の機嫌などを探る。

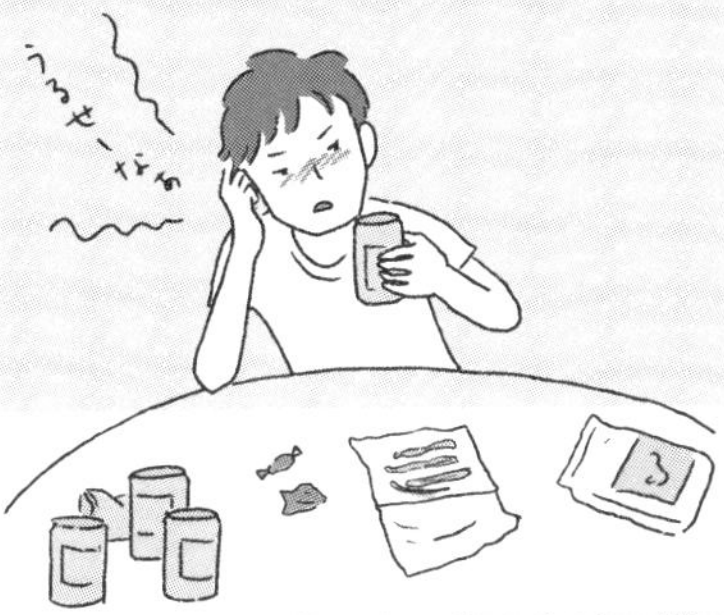

イベント

- 年末年始、お盆
- 旅行
- 休前日～週末
- 会食

シチュエーション

- 家族がぎくしゃくした関係
- 人生に希望をもてない
- ひとりぼっちでさみしい

できごと

- 仕事でいいことがあった／わるいことがあった
- 子どもがうるさい
- 仕事や家事で忙しい
- 人付き合いで疲れた

気分

- 退屈
- イライラ*
- 緊張
- さみしさ
- 不安

＊女性の場合、月経前症候群によるイライラ

2 酔ったときのサインを知る

酔っぱらったときは働きかけても無駄に終わる。飲酒のサインを明確に把握しておく。

話し方・話の内容

- 声が大きくなる／小さくなる
- ろれつが回らなくなる
- 愚痴っぽくなる
- 饒舌になる
- 無口になる
- 昔の恨み言を言う

顔つき

- 目が座る
- 目が充血してくる
- 目を合わせない
- 眠そうになる

気分・態度

- 不機嫌
- 怒りっぽい
- 落ち着かない
- ひとりになりたがる
- 気分がコロコロ変わる

3 飲酒量を推定する

飲酒量とアルコール度数を正確に把握する。平日や休日で量が変わるかもチェックする。

酒類の１ドリンク量＝純アルコール約 10g

酒の種類（基準%*）	酒の量	だいたいの目安
ビール・発泡酒（5%）	250mL	中ビン・ロング缶の半分
チュウハイ（7%）	180mL	コップ１杯または350mL 缶の半分
焼酎（25%）	50mL	—
日本酒（15%）	80mL	0.5 合
ウィスキー・ジンなど（40%）	30mL	シングル１杯
ワイン（12%）	100mL	ワイングラス１杯弱

出典　e- ヘルスネット（厚生労働省）より引用
URL　https://www.e-healthnet.mhlw.go.jp/information/alcohol/a-02-001.html
*100mL中のアルコール成分の割合

飲酒による本人と家族への影響を知る

飲酒が本人と家族それぞれにどういう影響を与えているのかを探る。

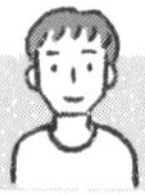

本人への影響

体調

- □体調がわるくなる
- □二日酔いになる
- □体重増加・減少
- □外見の劣化

気分

- □罪悪感
- □恥ずかしさ

行動

- □仕事を休む
- □暴力をふるう
- □けんかをする
- □モノを壊す
- □飲酒運転
- □育児困難
- □パートナーへのしがみつき

その他

- □減給
- □失職
- □職場・近所の評判がわるい
- □性生活への影響
- □＿＿＿＿＿＿＿＿＿＿

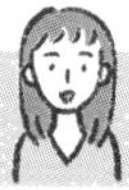

家族への影響

体調

- □体調がわるくなる
- □体重増加
- □外見の劣化
- □不定愁訴（頭痛、不眠など）

気分

- □罪悪感
- □恥ずかしさ
- □緊張が続く

行動

- □仕事を休む
- □暴力を受ける
- □けんかをする
- □モノを壊される
- □不注意による事故・けが
- □育児困難
- □本人に必要とされているから離れられない
- □本人のこと以外は考えられない

その他

- □減給
- □失職
- □経済的困窮
- □性生活への影響
- □＿＿＿＿＿＿＿＿＿＿

WORK

これまでの状況を分析する

これまで観察してきた内容を踏まえ、本人の問題行動を分析して表にまとめる。

内的な引き金	外的な引き金
例）• 退屈するとき • イライラするとき	例）• 休前日の夕飯 • ○○さんと会うとき

短期のプラス面	長期のマイナス面
例）• いやな気持ちが消える	例）• 肝臓病 • 子どもに当たる

WORK

「収支決算表」をつくる

飲酒と断酒のメリットとデメリットを一覧にした飲酒問題の
「収支決算表」をつくり、なぜ本人が飲酒してしまうのかを考える。

飲酒のメリット	飲酒のデメリット
例）• 仕事のいやなことを忘れられる	例）• 言動が暴力的になる

断酒のメリット	断酒のデメリット
例）• けんかをしなくなる	例）• 不安で気弱になる

問題行動を分析する②

メニュー2

本人の視点をもつことで、本人と自分の願望を知る

メニュー2では、飲酒の問題行動について考察し、現状を分析します。大切なのは、家族と本人双方の視点に立って考えることです。

デメリットを押してでもメリットをとる理由を考える

先に示した例（P28）を参考に、問題行動を整理してみましょう。まず健康被害や金銭トラブルなどの問題を具体的に書き出し、引き金となるできごとや酒量、酔ったときのサイン（P29）も一覧表にします。表に書き出すことの利点は、客観的に状況を把握し、本人の視点が理解できるようになることです。整理してみると、これまでわかっていると思っていたのに、飲酒のタイミングや酒量についてよく知らず、やみくもに飲酒をやめさせようとしていたことに気づくかもしれません。

さらに、飲酒と断酒のメリットとデメリットを表にして、「収支決算表（P31）」をつくります。家族から見れば、飲酒にメリットがあると

本人の立場で想像する

WORK

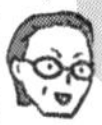

お酒を飲む前に
どんな気持ちになっている？

本人は「

」と思う

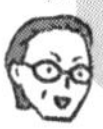

お酒を飲む前に
どんなことを考えている？

本人は「

」と思う

は考えられないかもしれませんが、本人の視点で見ると、「いやなことを忘れられる」などのメリットがあることがわかります。

こうした作業を通じ、飲酒が本人にとってどれほど重要な行為なのかを知り、やめられない気持ちも考えられるようになります。

自分と本人とのあいだに境界線がないことに気づく

問題行動を分析する際、もうひとつの大事な問題が「境界線」です。境界線とは、自分を他者と分ける心理的な境であり、家族や友だちとのあいだにも存在します。境界線がないと自他の境があいまいになり、人の価値観や言動にふり回されて自分の人生を生きることができません。逆に相手を支配してしまうことも起こります。問題行動を分析していくと、本人の望みと自分の望み、本人の問題行動と自分への影響、自分の受け止め方などについて、深く考えるようになります。その結果、本人と自分とのあいだに境界線がないことに気づき、「私はいままで夫の人生を生きてきたんですね」と、人生を見つめ直すきっかけになることもあります。依存症にふり回され、本来自分が負うべきでない責任まで引き受けていないでしょうか。境界線を意識することが、相手との対等な関係を築き、自分の人生をとり戻すことにつながります。

本人の立場になって、飲酒について考えてみる。「収支決算表」をつくる際にも役立つ。

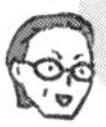

お酒を飲むとき、どんな考えが浮かんでいるだろう？

本人は「

」と思う

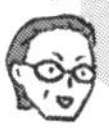

お酒を飲むとき、どんな気分になるだろう？

本人は「

」と思う

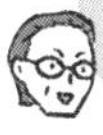

なぜお酒を飲んでしまうのだろう？

本人は「

」と思う

暴力は相手を支配するために使われる

暴力を定義し、暴力を回避する

メニュー3は「暴力の予防」です。アルコール依存症と暴力はセットで起こりやすいので注意が必要です。

暴力とは、力で相手を支配しようとする行為。殴る蹴るだけでなく、暴言や威嚇も含まれます。長年暴力行為にさらされていると、それが暴力とは気づかない人もいて、いつのまにか支配構造が生じています。暴力がないかどうか、関係性を見直しましょう。

3つの視点で暴力を見抜く

現状起きていることを3つの視点でチェックし、
暴力かどうかを見分ける。

1 感情をコントロールできない

怒りや苦しみなどの感情にふり回され、自分ではコントロールできない状態におちいる。

2 自分のことしか考えていない

自分本位のふるまいをする。相手への思いやりがない。感情をそのままぶつけてしまう。

3 支配する側、される側が生まれる

その行為の結果として、相手を自分の思い通りにコントロールする支配構造が生まれる。

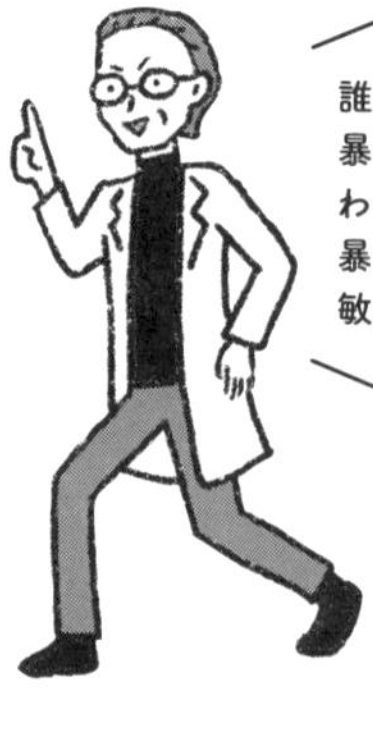

誰も
暴力を受けていい
わけはありません。
暴力に対して
敏感になりましょう!

身体的な行為以外も暴力に当たる

殴ったり、蹴ったりする身体的な行為以外の暴力もある。自分がこれまでがまんしてきたり、無視してきたりしたような行為のなかに暴力がないかを確認する。

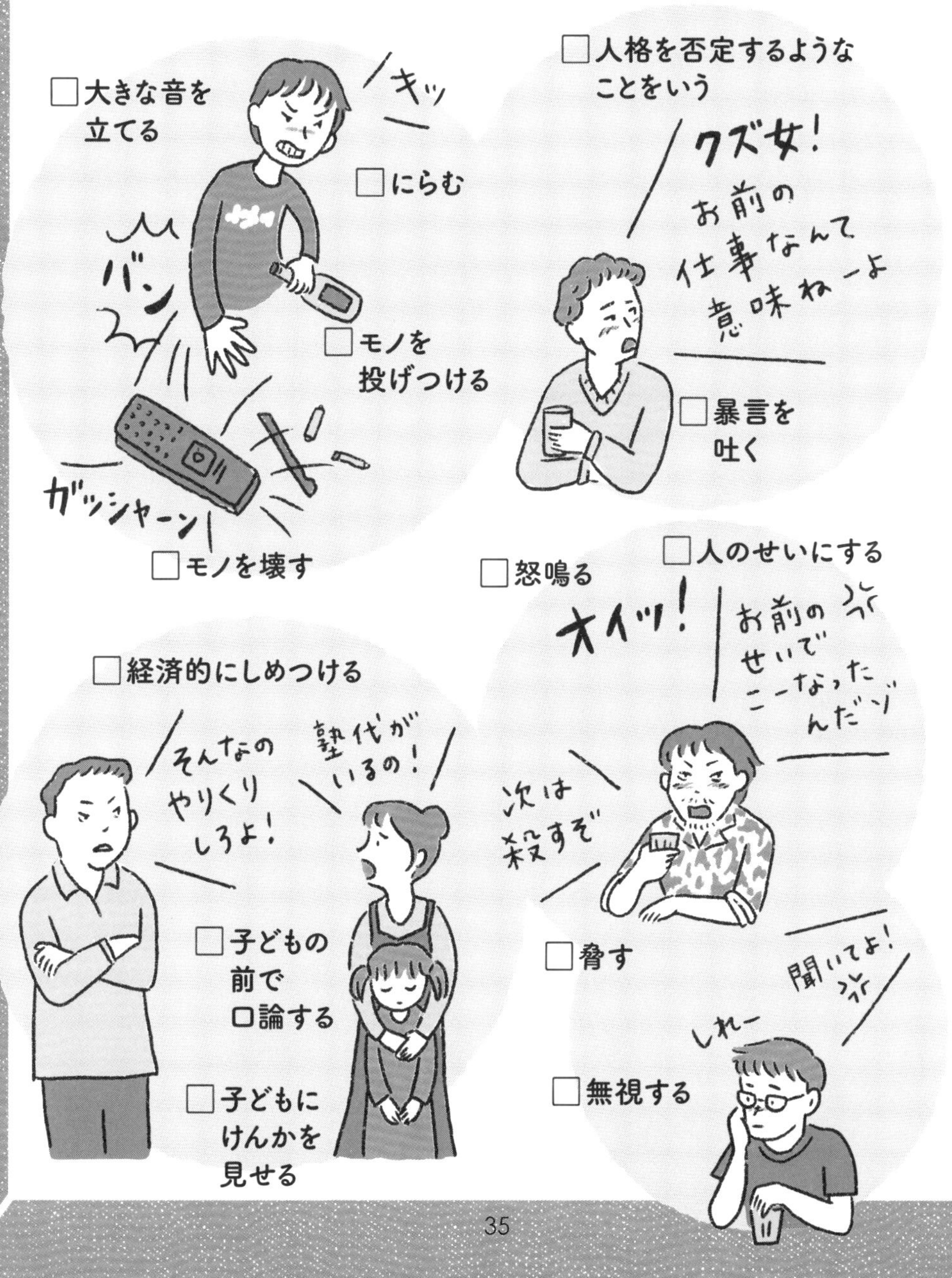
□大きな音を立てる
キッ
□にらむ
バン
□モノを投げつける
ガッシャーン
□モノを壊す
□人格を否定するようなことをいう
クズ女！
お前の仕事なんて意味ねーよ
□暴言を吐く
□怒鳴る
□人のせいにする
オイッ！
お前のせいでこーなったんだゾ
□経済的にしめつける
そんなのやりくりしろよ！
塾代がいるの！
次は殺すぞ
□子どもの前で口論する
□子どもにけんかを見せる
□脅す
聞いてよ！
しれー
□無視する

暴力のタイミングを分析。危険信号の対応を身につける

暴力を避け、支配関係を逃れる

暴力を受けたとき「自分にもわるいところがあったのかも」と、考えてしまう人がいますが、暴力の被害者に責任はありません。暴力は、本人が感情をコントロールできず、家族を標的にしているだけです。家族が責任を感じる必要はありません。

危険から身を守るために暴力のタイミングを分析し、予防しましょう。

しぐさ・発言から危険信号を察知する

会話を詳細に見ていくことで、それぞれの気持ちの変化と、相手の言動によってどういう言動が誘発されて、暴力がエスカレートしていくかを検証する。

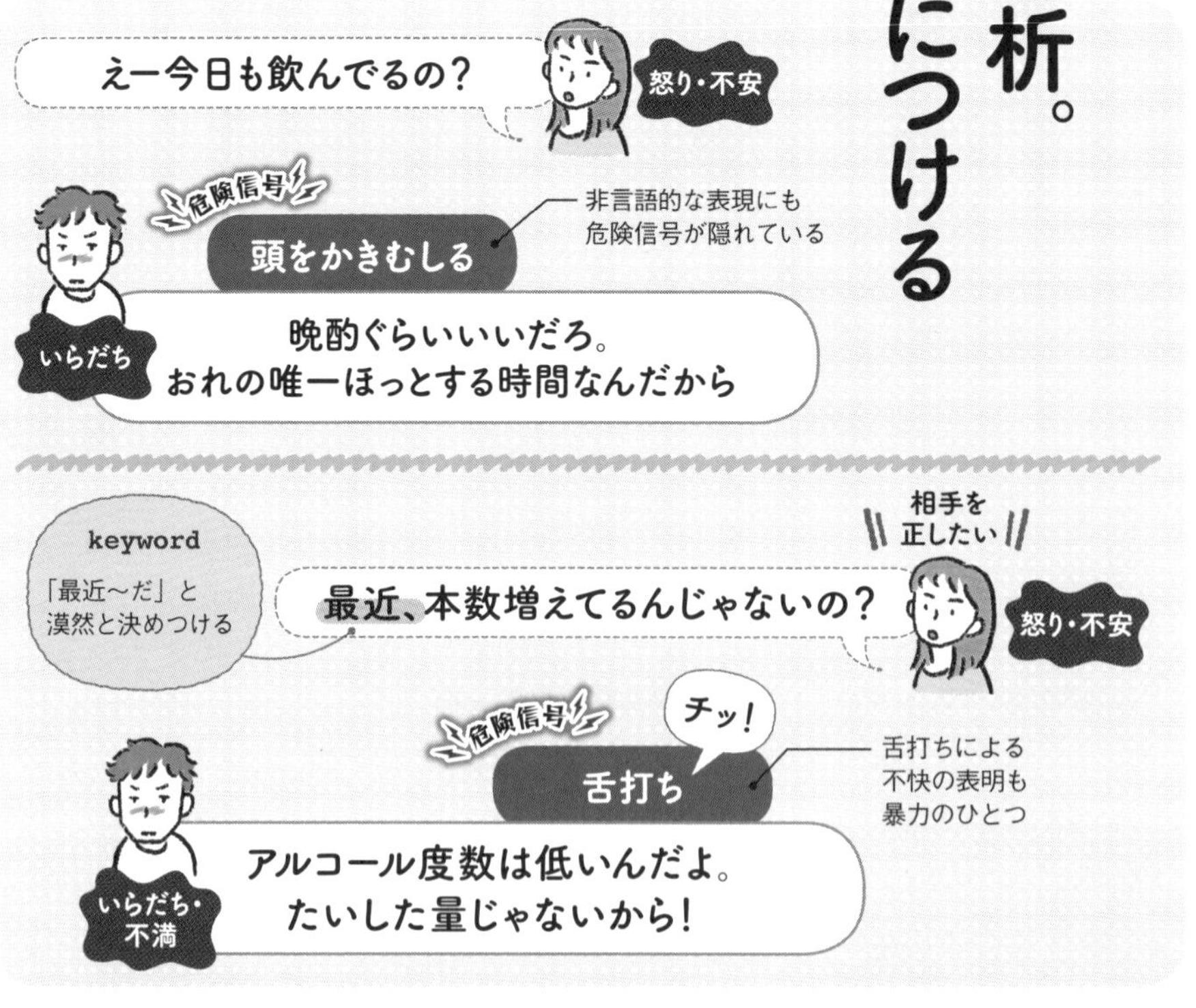

えー今日も飲んでるの？
怒り・不安
危険信号
頭をかきむしる
非言語的な表現にも危険信号が隠れている
いらだち
晩酌ぐらいいいだろ。
おれの唯一ほっとする時間なんだから
keyword
「最近〜だ」と漠然と決めつける
相手を正したい
最近、本数増えてるんじゃないの？
怒り・不安
危険信号
チッ！
舌打ち
舌打ちによる不快の表明も暴力のひとつ
いらだち・不満
アルコール度数は低いんだよ。
たいした量じゃないから！

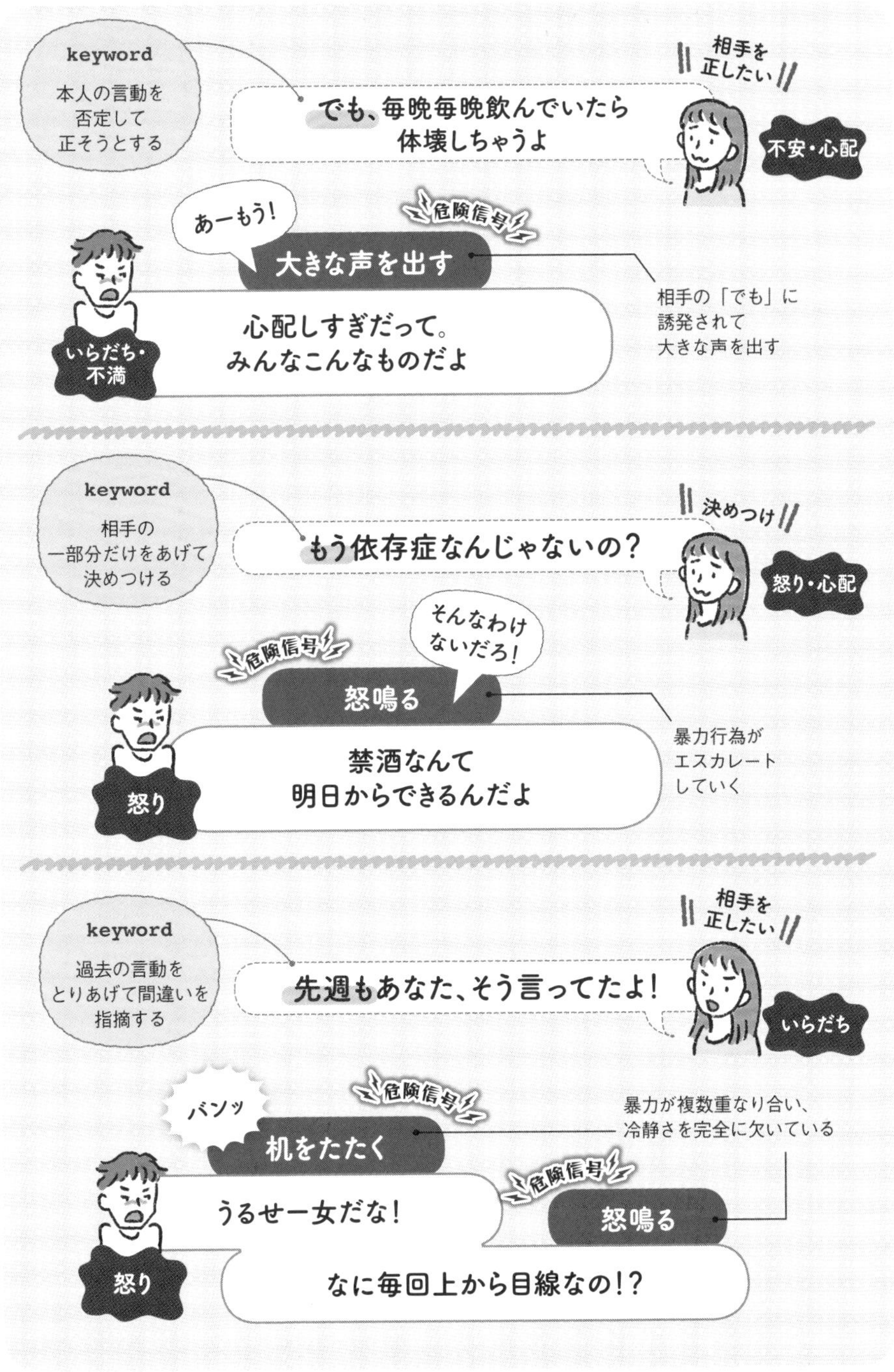
keyword
本人の言動を
否定して
正そうとする
相手を
正したい
でも、毎晩毎晩飲んでいたら
体壊しちゃうよ
不安・心配
あーもう！
危険信号
大きな声を出す
相手の「でも」に
誘発されて
大きな声を出す
心配しすぎだって。
みんなこんなものだよ
いらだち・
不満
keyword
相手の
一部分だけをあげて
決めつける
決めつけ
もう依存症なんじゃないの？
怒り・心配
そんなわけ
ないだろ！
危険信号
怒鳴る
暴力行為が
エスカレート
していく
禁酒なんて
明日からできるんだよ
怒り
keyword
過去の言動を
とりあげて間違いを
指摘する
相手を
正したい
先週もあなた、そう言ってたよ！
いらだち
バンッ
危険信号
机をたたく
暴力が複数重なり合い、
冷静さを完全に欠いている
うるせー女だな！
危険信号
怒鳴る
なに毎回上から目線なの!?
怒り

確実に暴力を回避できる安全な対応を学ぶ

本人が酔っている最中に間違いを正そうとしたり、主張を通そうとしたりしても、CRAFTの目的（P11）はかなわない。別の対応で暴力を回避する方法を考える。

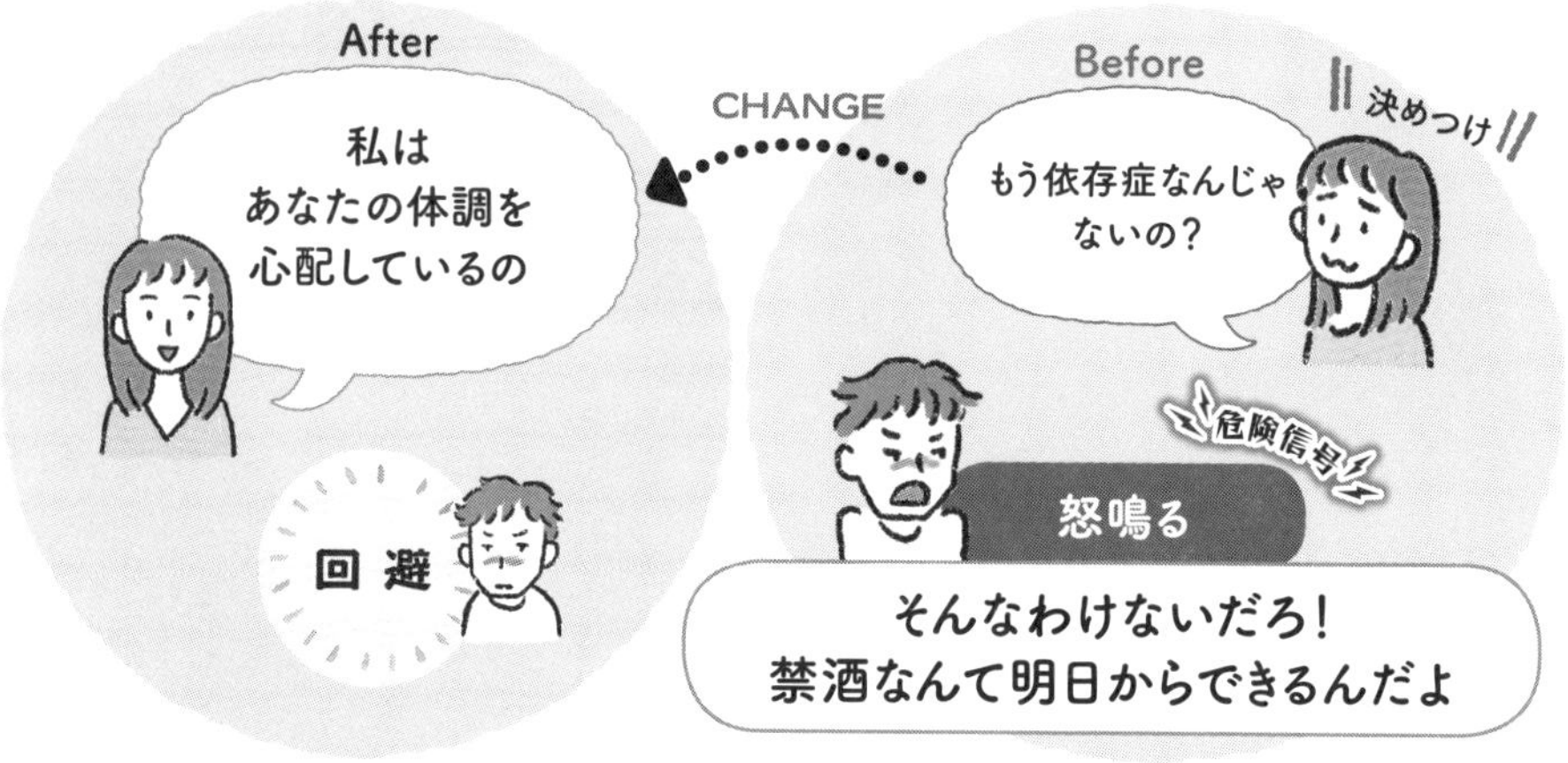

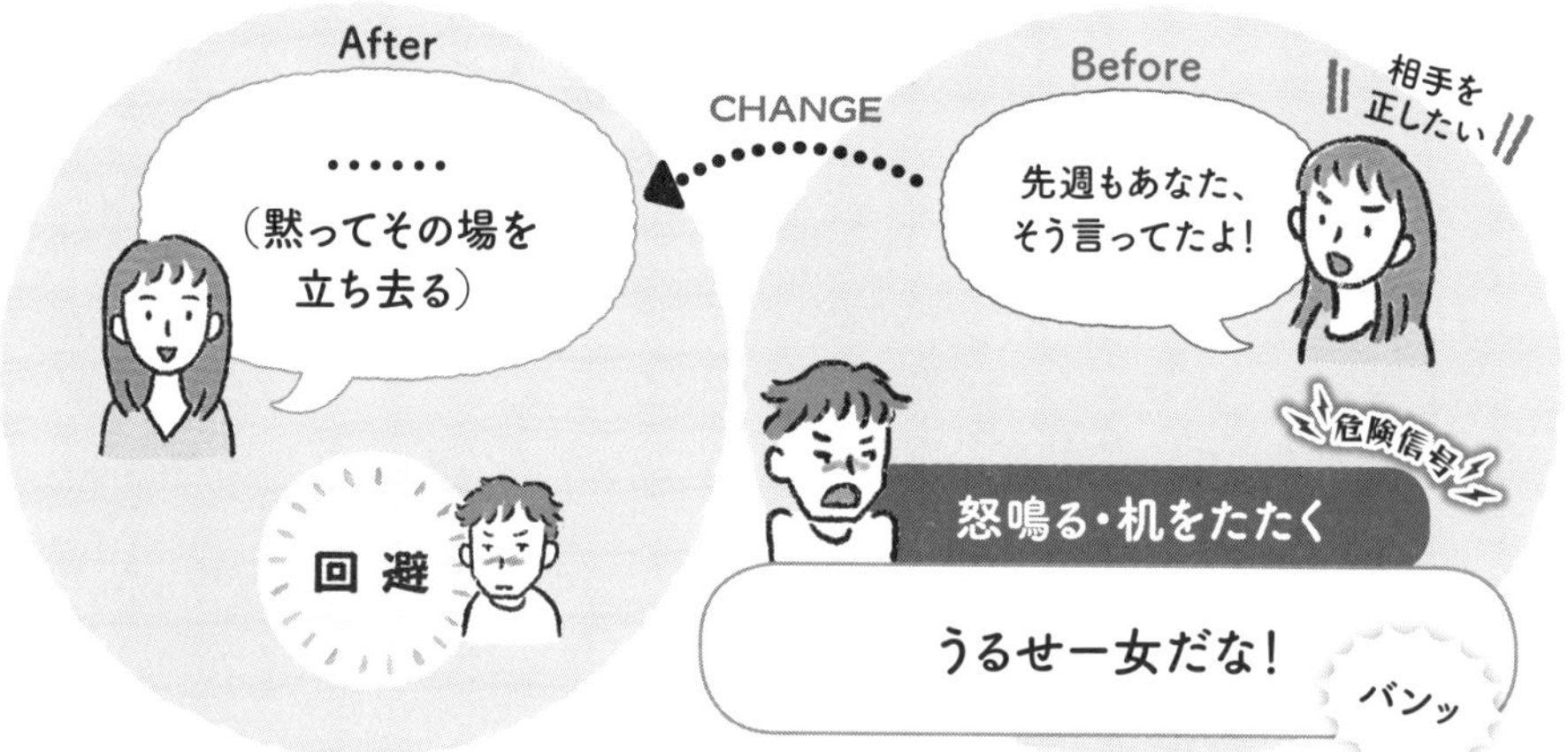

過去の暴力で怖くなるときは注意！

暴力や虐待によるトラウマを抱えている人は、過去の暴力を思い出してフラッシュバックが生じたり、身体硬直などの反応が起きたりすることもあるので、注意が必要です。

その徴候が暴力の分析のなかで見られたら、精神科医やカウンセラーの指導のもとで行うほうがいいでしょう。

WORK

暴力を避けるための方法を考える

実際のやりとりを書き出す。自分と相手の言動や気持ちを検証し、暴力をチェック。
暴力を回避するために、どのように対応を変えればよいかも書き出す。

発言

例）• なんで飲んじゃうの!?

行動

例）• お酒をとりあげようとする

自分

気持ち

例）不安

自分の言動を変えると

例）•「私はあなたのことが心配なの」と言い、水をわたす

これで暴力を回避

相手

気持ち

例）いらだち

暴力発生

発言

例）• ほっとけよ！

行動

例）• 手で払いのける

発言

行動

自分

気持ち

自分の言動を変えると

これで暴力を回避

相手

気持ち

暴力発生

発言

行動

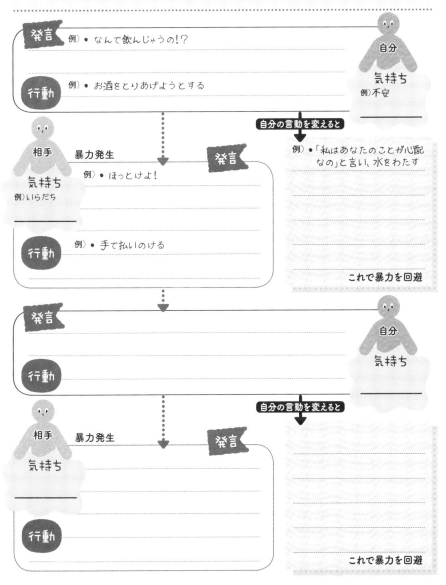

暴力を予防する③

メニュー3

暴力を察知・回避できると、関係改善に一歩踏み出せる

アルコール依存症は暴力行為に及ぶケースが多く、暴力を受けている家族のなかには「それが暴力だ」と気づいていない人もいます。

家族が暴力を受けるいわれはない

- □威嚇する
- □強制・脅迫する
- □精神的暴力(のしかかる、人格を否定する、罪悪感を抱かせるなど)
- □経済的暴力
- □孤立させる
- □男性の特権をふりかざす
- □子どもを利用する
- □否認・責任転嫁(暴力の責任を相手のせいにするなど)

これらはすべて暴力です。暴力は、力と支配の問題です。

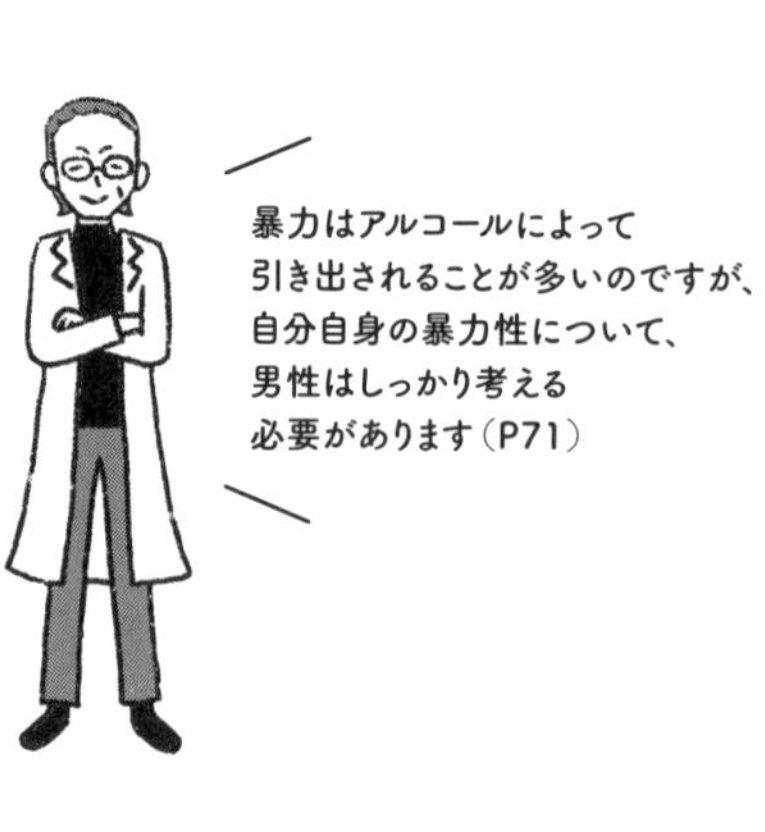
暴力はアルコールによって
引き出されることが多いのですが、
自分自身の暴力性について、
男性はしっかり考える
必要があります(P71)

暴力の被害者は、加害者から「お前のせいでこうなった」などと言われると、本当に自分がわるいように感じて「自分が変わらなくては」と、思い込んでしまったりします。

けれども誰も、暴力を受けるいわれはありません。

暴力はあくまでも本人の問題。家族に非はなく、暴力によって自分を変える必要などまったくありません。

本人を正そうとせず、反応しないで、立ち去る

家族が行うべきことは暴力から自分の身を守ることです。

いつ、どんなタイミングで暴力が起きるのか、暴力発生の「危険信号」を見極め、対応策と避難計画を立てましょう。

また、「酔った」状態の人には、なにを言っても無駄です。飲酒のサインに気づいたら本人を正そうとはせず、なにも言わずに立ち去ってください。捨て台詞などの感情的な言葉も禁物です。

どのメニューを行う際にも、暴力の危険性のチェックは必ず行いましょう。

家族の行動の変化によって相手がどんな反応を示すかにつねに気を配り、慎重に進めてください。

直近2年のあいだに暴力が見られたら……

ＣＲＡＦＴには、直近２年のあいだに殴る蹴るなどの暴力を受けた場合、プログラムを行わないという原則があります。このようなケースでは、すみやかに家族を隔離し、身の安全を確保する必要があるからです。まずはＣＲＡＦＴの支援者や、暴力について専門的に対応している機関や専門家に相談し、暴力に介入するプログラムを行ってください。場合によっては、警察の介入が必要となるケースもあります。

感情のぶつけ合いをやめ、対話できるようにする

あきらめてがまんし、黙る必要はない

依存症患者さんの家族は、口を開けば小言になりやすく、本人は家族の言葉を聞くのがいやで、相手を黙らせるために暴力に及ぶことがあります。そのたびに家族は「余計なことを言わなければよかった」と、後悔し、言葉を飲み込んでがまんせざるを得なくなってしまいます。メニュー４ではコミュニケーション・スキルを向上させ、家族の対話を改善していきます。

言いたいことがあるのに黙ってしまう

本当は伝えたいことがあったのに、暴力をふるわれたくない、言っても響かないことに絶望し、対話をあきらめ、言いたいことをがまんして黙ってしまう。

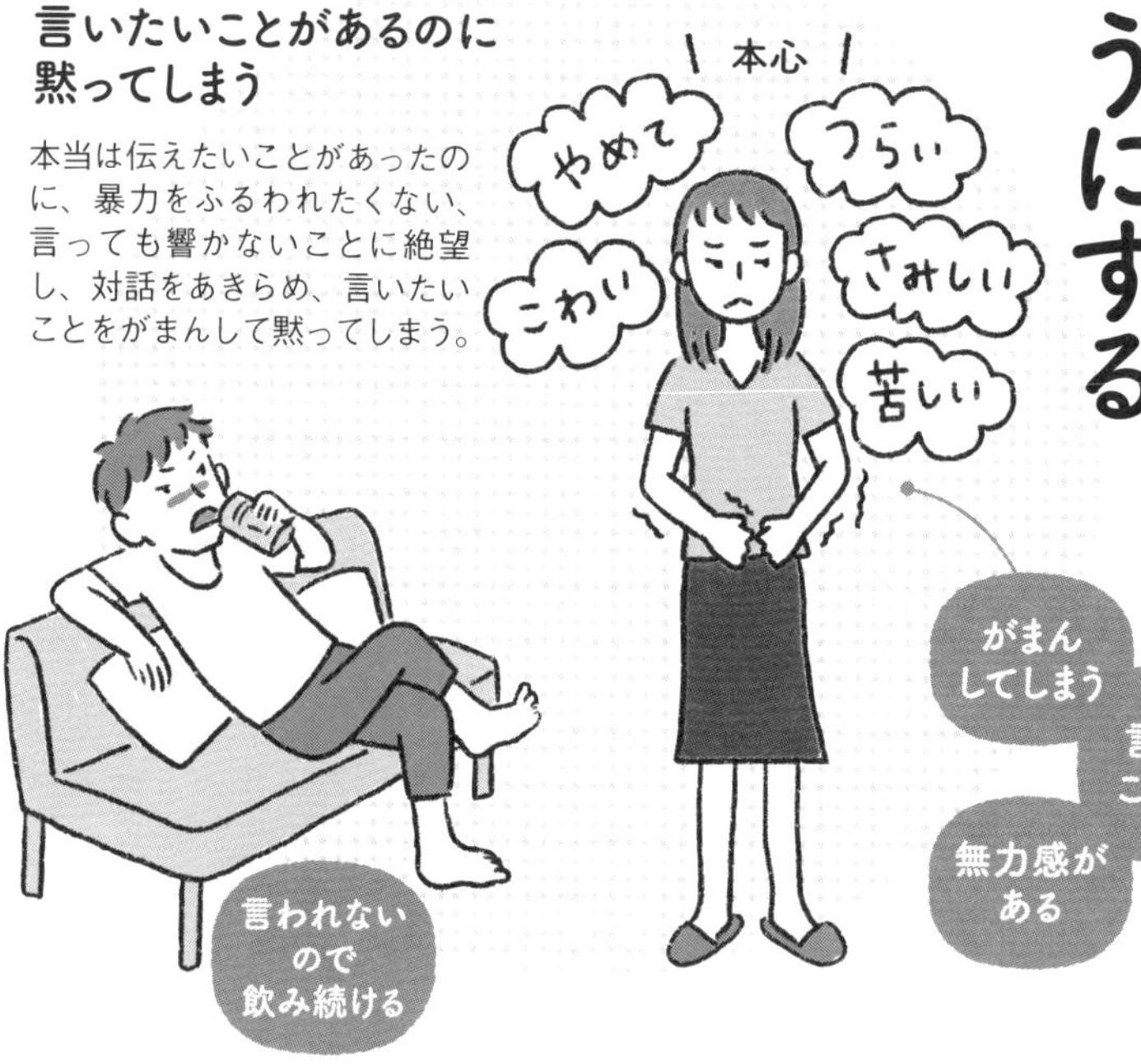
本心
やめて
つらい
こわい
さみしい
苦しい
がまんしてしまう
言いたいことがある
無力感がある
言われないので飲み続ける

8つのコミュニケーション・スキル ➡P44

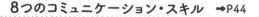

1 言いたいことをはっきりさせる

自分が本心でなにを望み、伝えたいと思っているのかをはっきりさせる。

2 どう伝えればいいか考える

言いたいことをどのように伝えれば本人に伝わるのか、伝え方を考える。

3 言葉に出して伝える

何度かひとりで練習し、本人を前にしたら実際に声に出して伝えてみる。

相手に伝えるには対話の技術が必要

ＣＲＡＦＴでは８つのコミュニケーション・スキルを学びます。ここでは、藍里病院で独自に加えている「３つの聞く技術」も紹介します。コミュニケーションは、相手に言いたいことを伝え、相手の言うことを聞くことで成立するものです。聞く技術を学ぶことで、まず自分が「聞ける」ようになっていきます。なにかを伝える前にまず、相手の話を聞くこと。そのくり返しで対話が成立するようになっていきます。

一方的に
まくし立ててしまう

言いたいことを整理せず、くどくどと感情のままにぶつけてしまうため、伝えたいことが伝わらない。意味不明な雑音のように聞こえ、本人は不快感しかない。

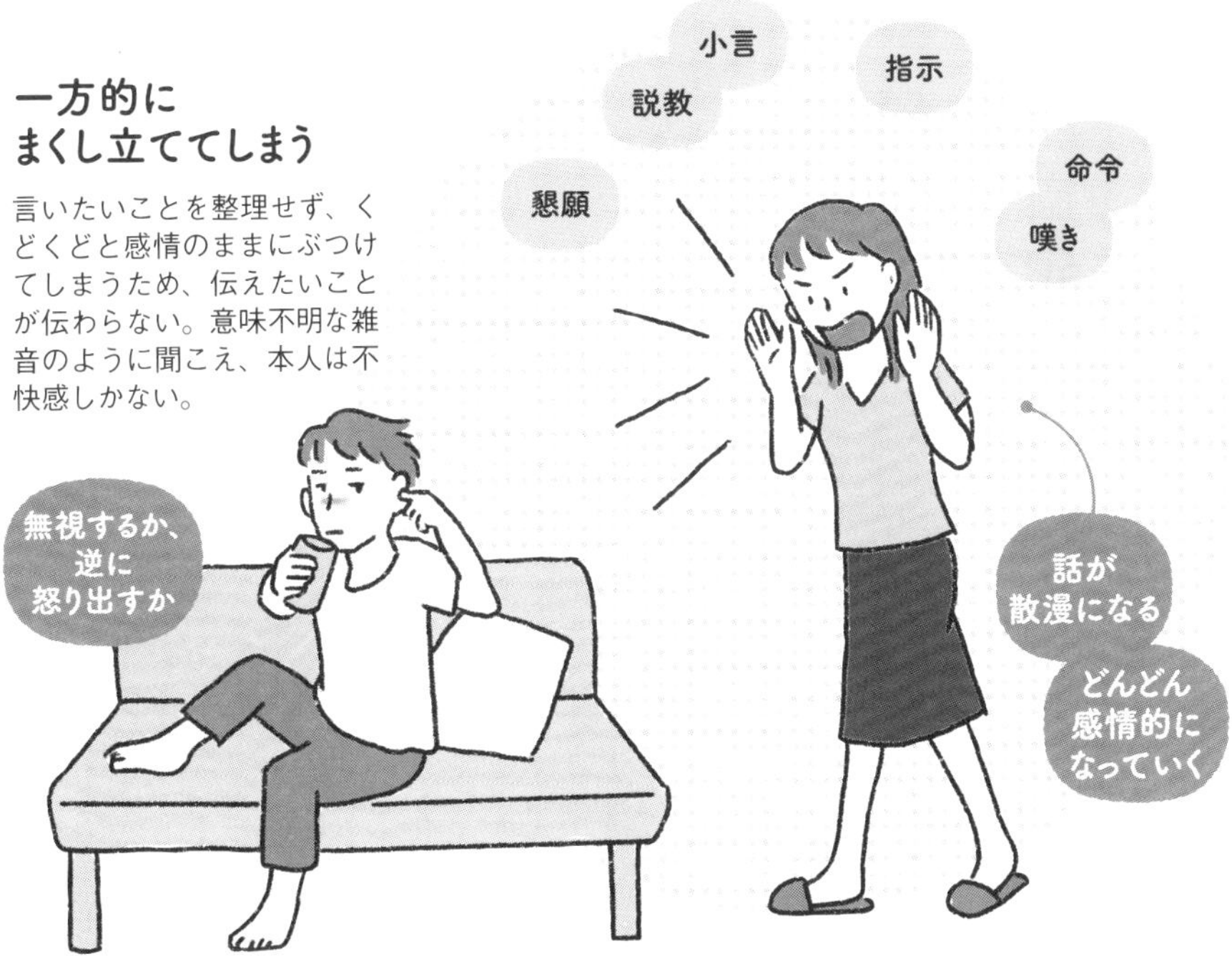
小言
説教
指示
懇願
命令
嘆き
無視するか、逆に怒り出すか
話が散漫になる
どんどん感情的になっていく

3つの聞く技術 ➡P48

1 「そうなんだね」と返す

許可でも同意でもなく、相手の考えや思いを「そうなんだね」と聞く。

2 相手に尋ねる

どうしてそう思うのかを、相手に尋ねる。

3 よく聞く

さらに本人が話し出したら、批判や否定をせずに最後まで聞く。

〔8つのコミュニケーション・スキル〕

伝えるための８つの技術をマスターする。とくに重要なのは１～３。
この３つを徹底的に練習して本人と会話することで、
言いたいことが伝わるようになる。
４以降はすぐには難しいため、いろいろなメニューを試していくなかでトライしよう。

1 私を主語にした言い方をする

日本語では主語を立てずに会話することが多いが、主語がない場合、たいてい「相手（あなた）が主語」になり、相手を非難するけんか腰の表現になる。そこで自分を主語にして話すようにする。とげのない表現になるため、相手も素直に、あなたの言葉に耳を傾けることができる。

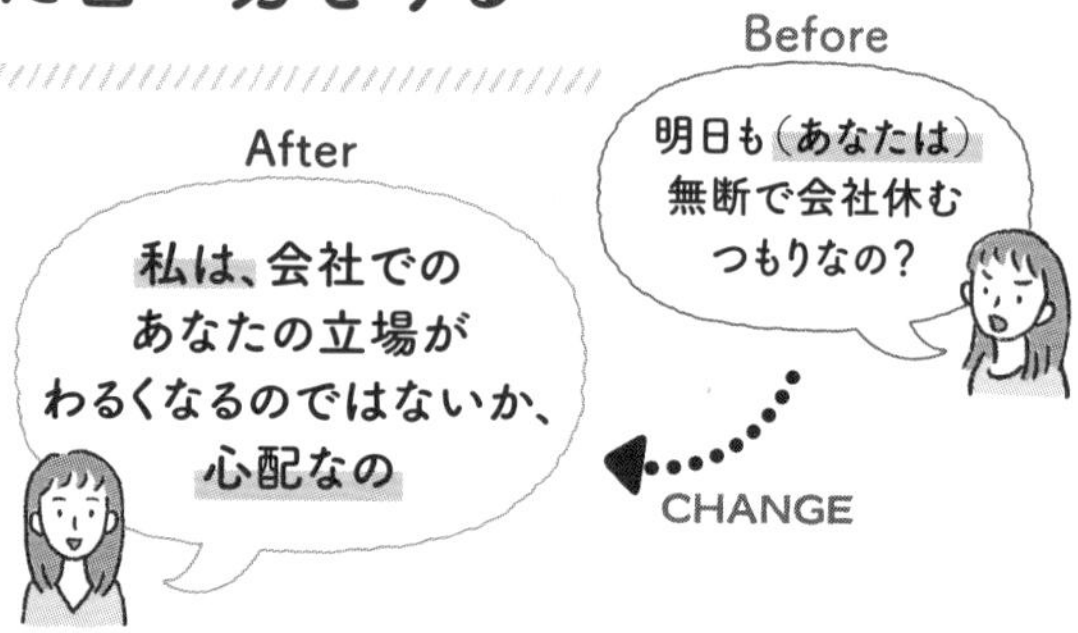

Before
明日も（あなたは）無断で会社休むつもりなの？
CHANGE
After
私は、会社でのあなたの立場がわるくなるのではないか、心配なの

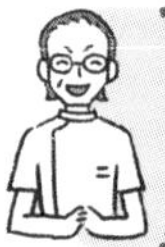

英語圏のCRAFTテキストにはなかった項目。日本語圏独特の主語なし会話をやめ、自分を主語にすると、自然と「家族自身が真に望むこと」が明らかになっていきます

WORK

とげのない言い方に言い換える

過去の自分の発言をふり返り、「私」を主語にした言い方に言い換える。

〔Before〕とげのある言い方	〔After〕「私」を主語にした言い方
例）今日は飲まないでよ！ いい加減にしなよ！	私はあなたの体調が心配。少しお酒を控えてほしい

2 肯定的な言い方をする

関係が悪化していると「～できない」「～のに、～しない」「～しなかったから、～になる」など、否定文を含むわるい結末になる言い方をしてしまう。本人は、いやな気分になり、聞くこと自体を拒絶してしまう。望むことがあるなら「～したら～なる」と肯定文を使って伝える。

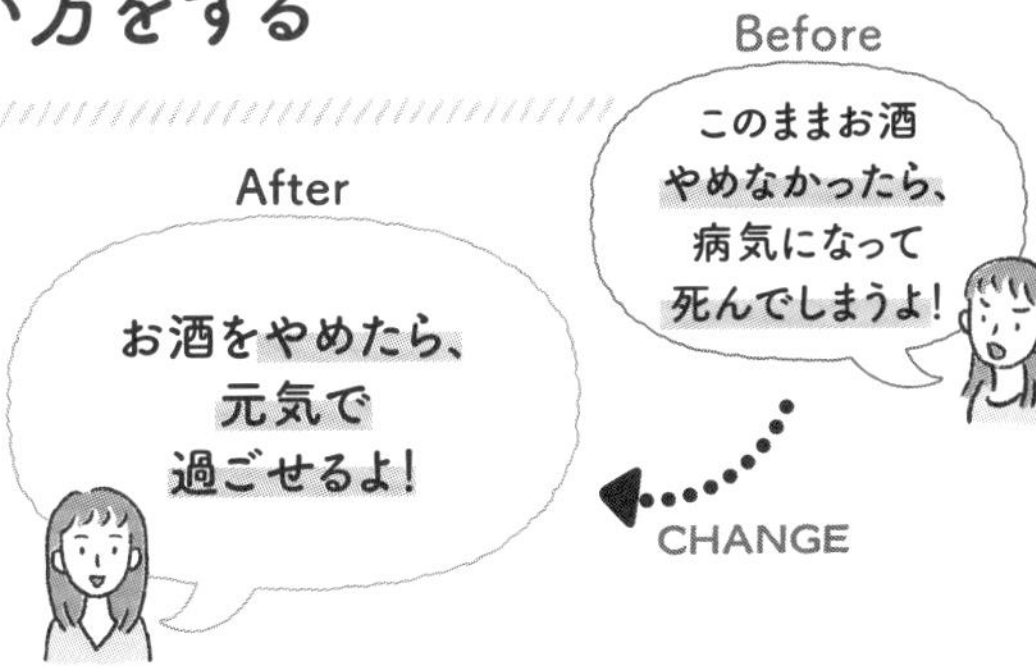
Before
このままお酒
やめなかったら、
病気になって
死んでしまうよ！
After
お酒をやめたら、
元気で
過ごせるよ！
CHANGE

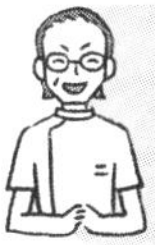

こうあってほしいという望みを伝える場合は、それをするとよい影響が生まれるというポジティブなメッセージとして伝えるようにしましょう。言われた側の気分がアップします！

WORK

ポジティブメッセージに変える

過去の自分のネガティブな発言を肯定的な表現にし、ポジティブなメッセージにする。

［Before］ネガティブな発言	［After］ポジティブな発言
例）私が話しているのに、途中でお酒飲み始めるのやめてよ！	私の話を聞いてくれるとうれしい

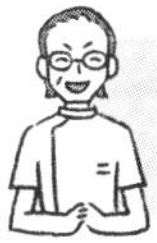

自分の希望、つまり「私の話を聞いてほしい」ということを文末にもってくるといいですよ！

3 簡潔に言う

暴力を恐れ、言いたいことを飲み込んでいると、あるとき堰を切ったように不満や愚痴があふれ出て、止まらなくなる。

意味のある言葉としてとらえづらくなり、いやな印象だけが残る。言っている当の自分も、一体なにが言いたかったのかわからなくなっていく。まず言いたいことの要点を絞り、簡潔な文にして話す。

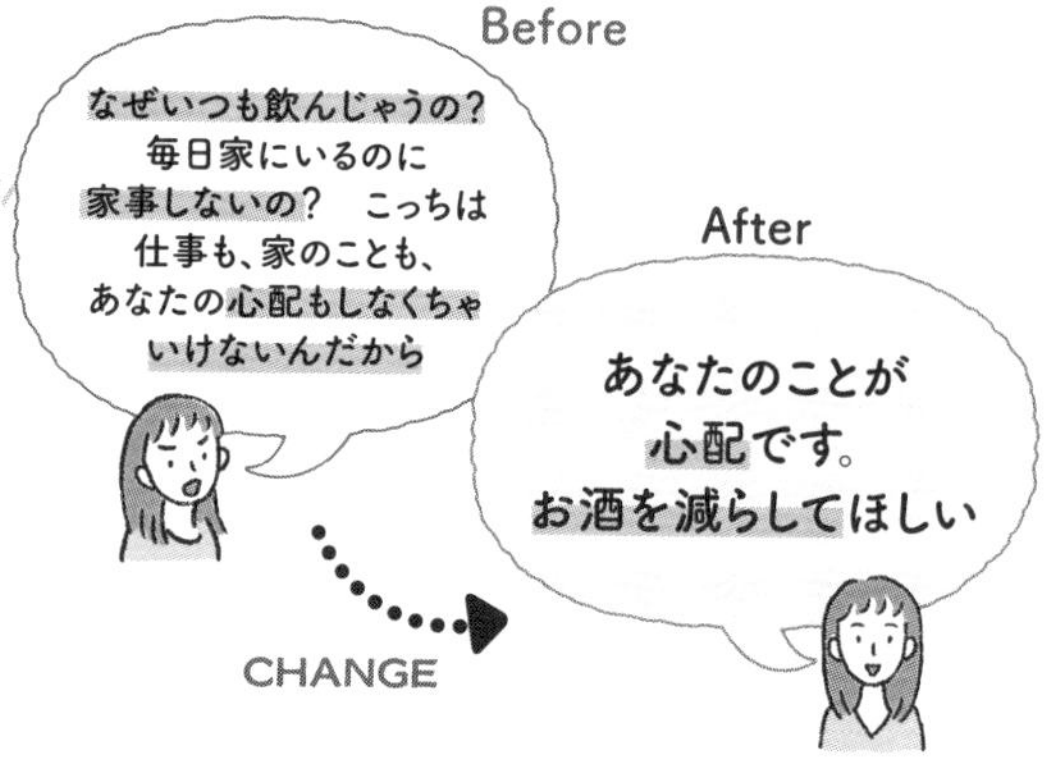

Before
なぜいつも飲んじゃうの？
毎日家にいるのに
家事しないの？　こっちは
仕事も、家のことも、
あなたの心配もしなくちゃ
いけないんだから
CHANGE
After
あなたのことが
心配です。
お酒を減らしてほしい

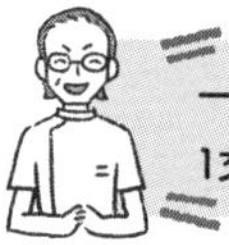

一度にいくつものことを言おうとするのはやめましょう。
1文につき、言いたいことは1個だけに絞ってみましょう

WORK

ポイントを絞って短文にする

過去にうまく伝えられなかったシーンを思い出し、言いたいことを絞って短文にする。

［Before］うまく伝えられなかった話	［After］ポイントを絞った短文
例）吐くまで飲んで、後始末はいつも私。仕事を休むときだって、私が言い訳を考えて連絡していて、いい加減会社の人だって気づくよ。私の人生、この先ずっとこんななのかと思うと……	あなたの酔った姿を見ると、私はつらくなるの

4 具体的な行動に言及する

「～らしくして」「ちっとも～してくれない！」などと、要望を察するように仕向ける抽象的な言い方をやめる。望んでいることを、本人ができる具体的な行動に落とし込んで伝える。

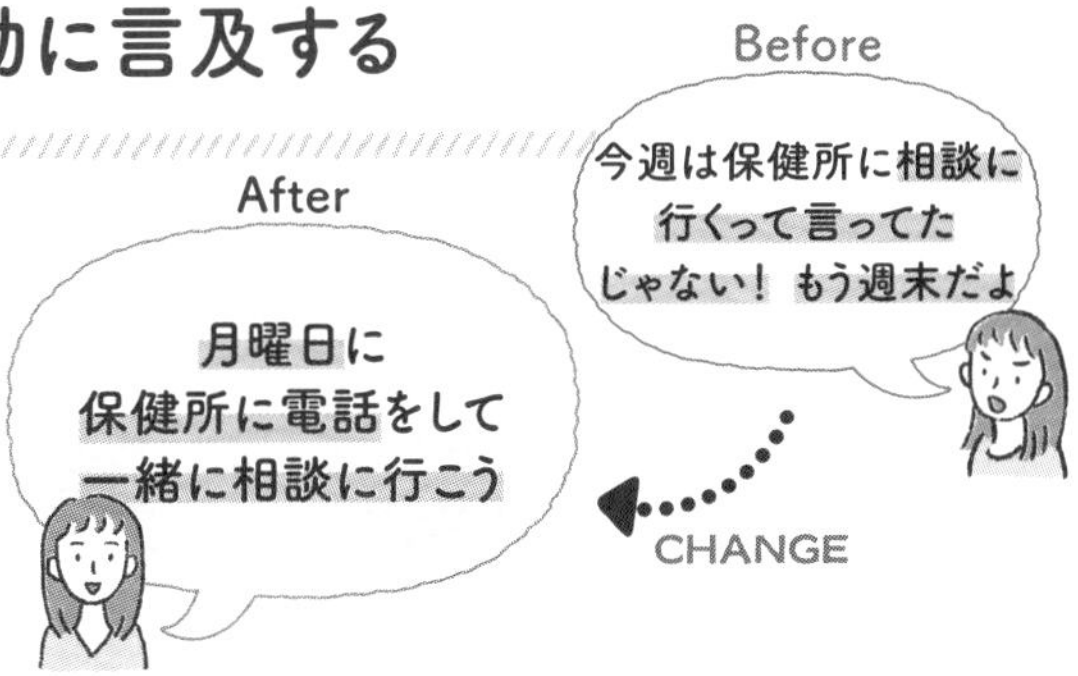
Before
今週は保健所に相談に
行くって言ってた
じゃない！ もう週末だよ
CHANGE
After
月曜日に
保健所に電話をして
一緒に相談に行こう

5 漠然とした気持ちを感情表現に直す

漠然とした気持ちを、不安、悲しみ、心配などの感情表現を加えて言い直すことで、苦しみの正体を相手に伝える。

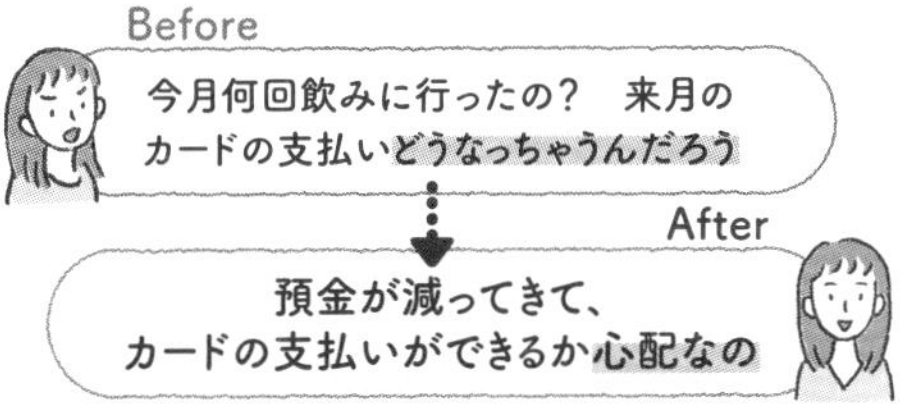
Before
今月何回飲みに行ったの？　来月の
カードの支払いどうなっちゃうんだろう
After
預金が減ってきて、
カードの支払いができるか心配なの

6 責任の一部を受け入れる

問題の責任の一部を引き受けると、本人の態度が軟化し、自分の殻に閉じこもるのを防ぐことができる。

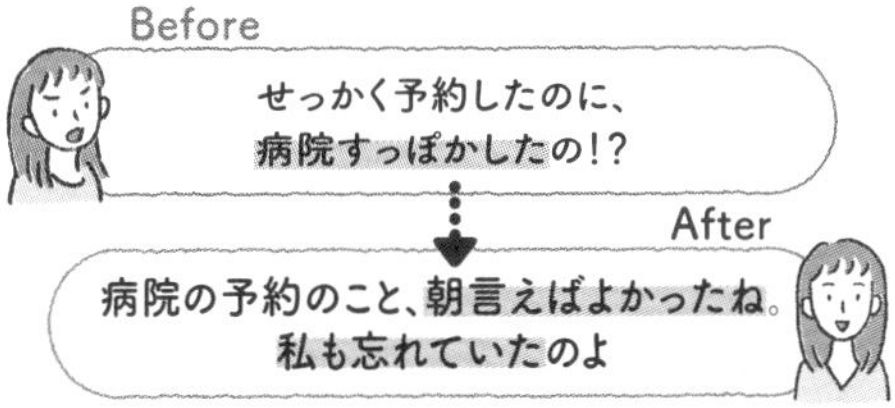
Before
せっかく予約したのに、
病院すっぽかしたの!?
After
病院の予約のこと、朝言えばよかったね。
私も忘れていたのよ

7 思いやりの言葉をかける

飲酒の内的な引き金（P31）について、温かい言葉をかけることが、治療に向かいやすくする。

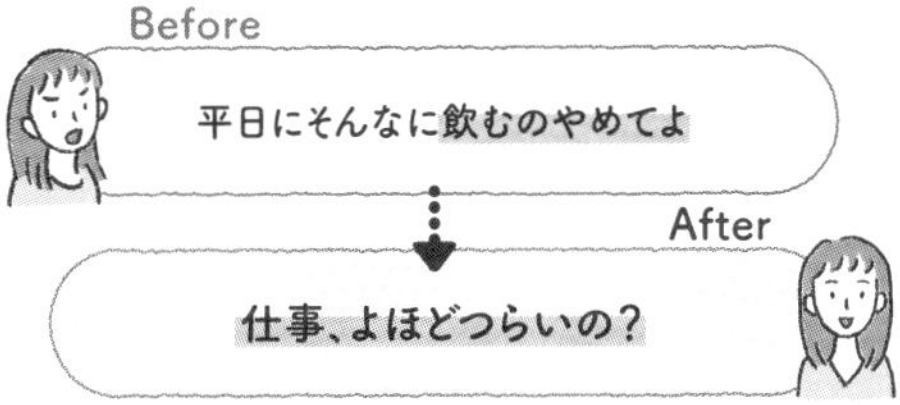
Before
平日にそんなに飲むのやめてよ
After
仕事、よほどつらいの？

8 支援を申し入れる

本人へ受診につながるような言葉をかけ、それが受け入れやすい雰囲気をつくる。

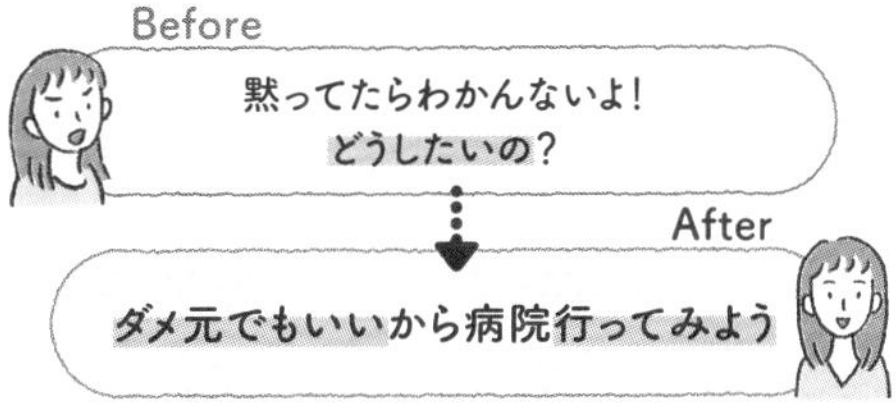
Before
黙ってたらわかんないよ！
どうしたいの？
After
ダメ元でもいいから病院行ってみよう

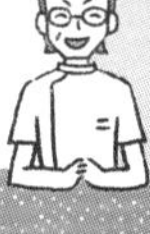

4以降は「できたらやってみよう」レベル。6～8はさらに難易度が高いので、ゆっくり練習していきましょう。決して無理をしないように！

3つの聞く技術

コミュニケーションは、会話のキャッチボール。こちらの言いたいことを
伝えるだけでなく、「聞く」ことで相手の言いたいことを理解することが大切。
言いたいことをお互いに伝え合えるようになると、関係が変わっていく。

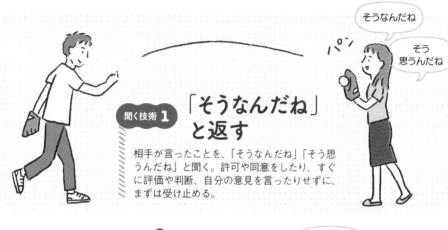

聞く技術 1 「そうなんだね」と返す

相手が言ったことを、「そうなんだね」「そう思うんだね」と聞く。許可や同意をしたり、すぐに評価や判断、自分の意見を言ったりせずに、まずは受け止める。

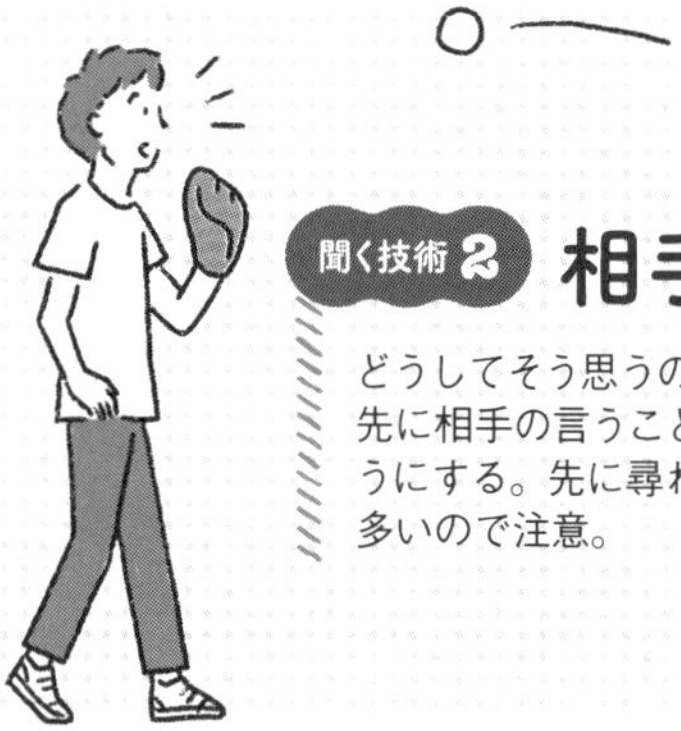

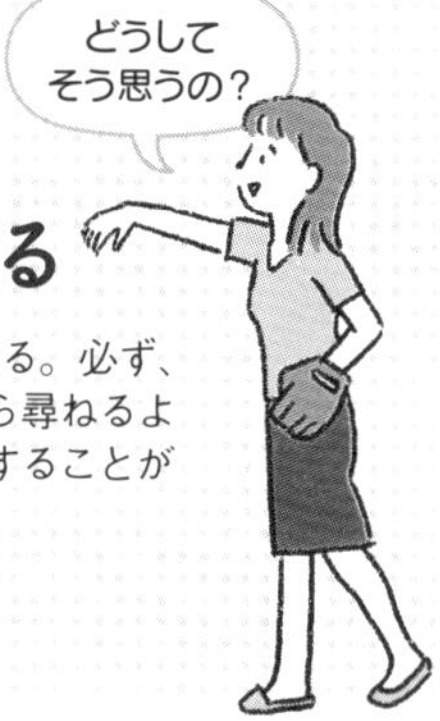

聞く技術 2 相手に尋ねる

どうしてそう思うのかを、相手に尋ねる。必ず、先に相手の言うことを受け止めてから尋ねるようにする。先に尋ねてしまうと失敗することが多いので注意。

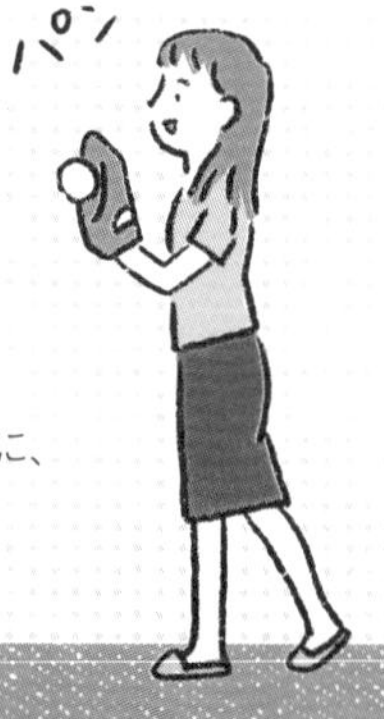

聞く技術 3 よく聞く

相手が話し出したら、批判や否定をせずに、最後まで素直によく聞くことが大切。

CASE&WORK

3つの聞く技術を使って会話を続ける

以下の会話を参考に、3つの聞く技術を駆使して、
以前途切れてしまった会話を修正し、新しいシナリオをつくる。

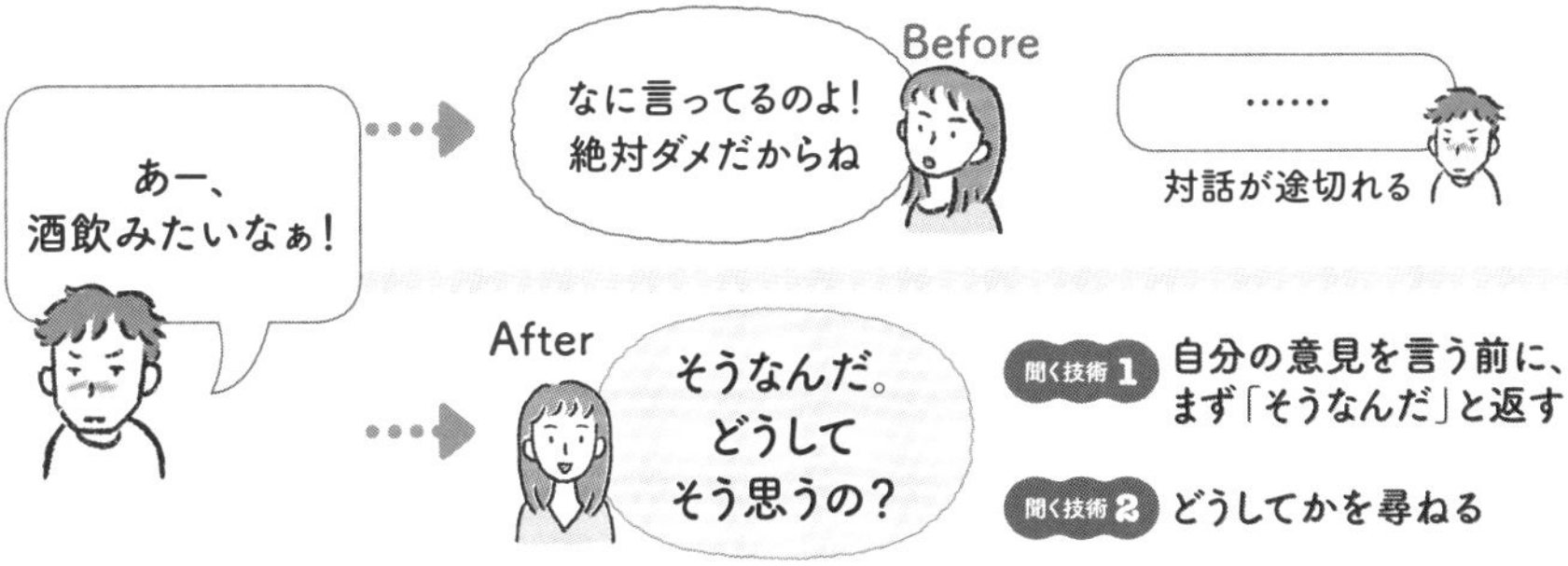
あー、
酒飲みたいなぁ！
Before
なに言ってるのよ！
絶対ダメだからね
……
対話が途切れる
After
そうなんだ。
どうして
そう思うの？
聞く技術 1
自分の意見を言う前に、
まず「そうなんだ」と返す
聞く技術 2
どうしてかを尋ねる

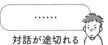

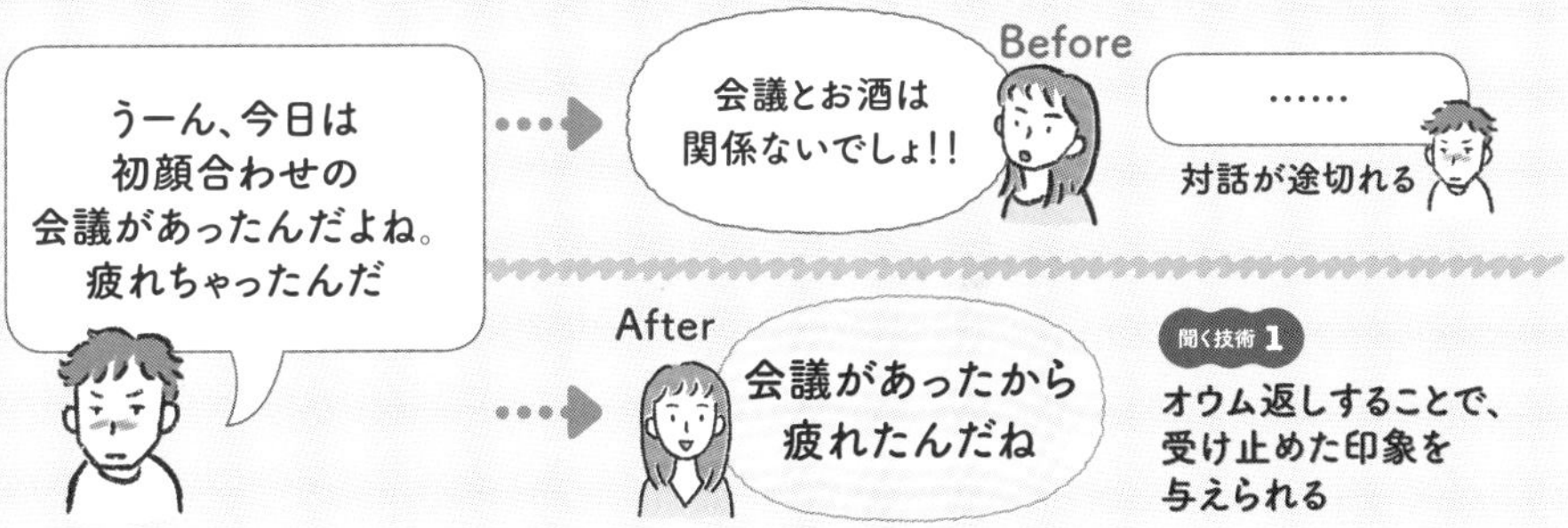
うーん、今日は
初顔合わせの
会議があったんだよね。
疲れちゃったんだ
Before
会議とお酒は
関係ないでしょ!!
……
対話が途切れる
After
会議があったから
疲れたんだね
聞く技術 1
オウム返しすることで、
受け止めた印象を
与えられる

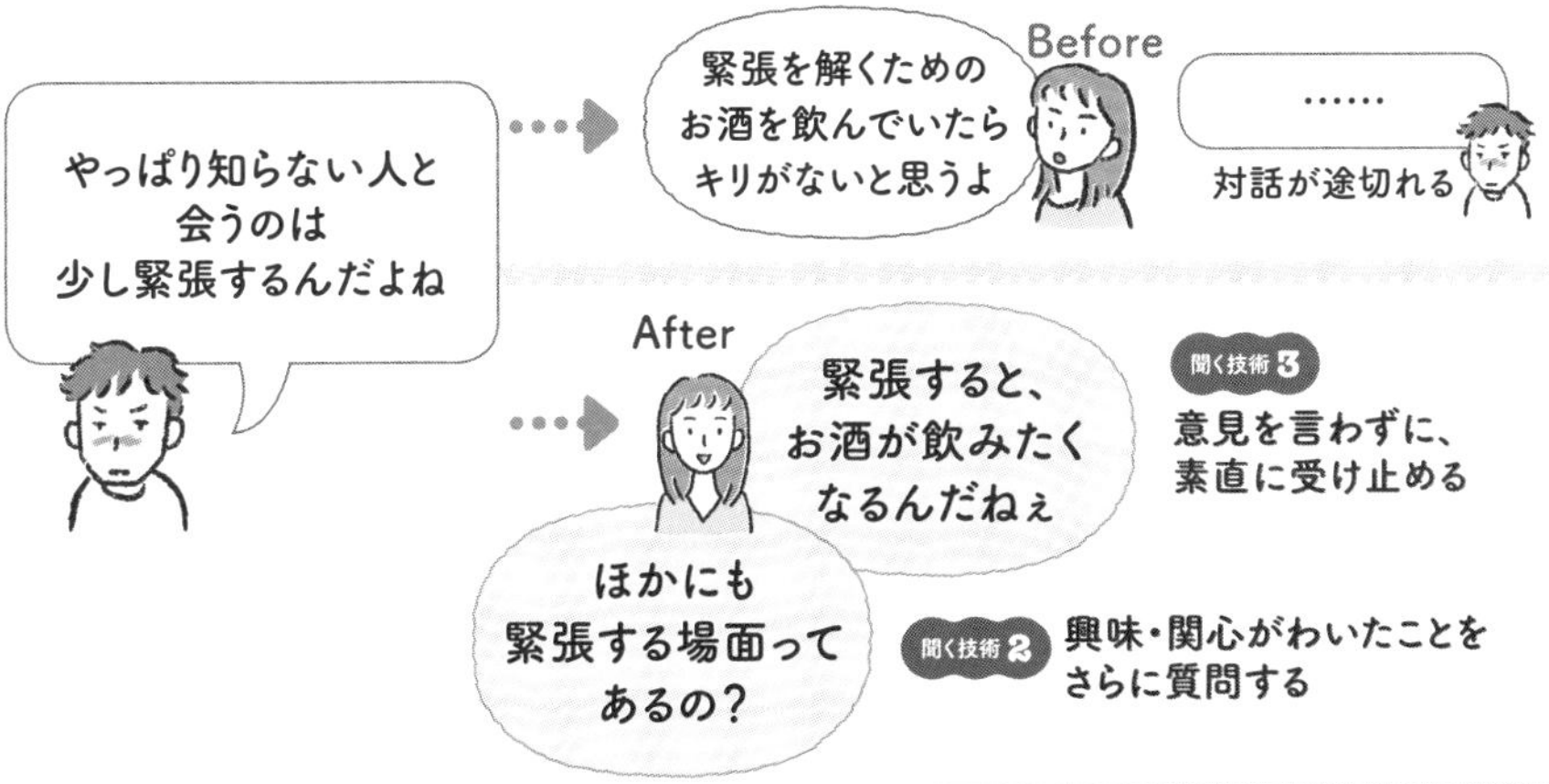
やっぱり知らない人と
会うのは
少し緊張するんだよね
Before
緊張を解くための
お酒を飲んでいたら
キリがないと思うよ
……
対話が途切れる
After
緊張すると、
お酒が飲みたく
なるんだねぇ
聞く技術 3
意見を言わずに、
素直に受け止める
ほかにも
緊張する場面って
あるの？
聞く技術 2
興味・関心がわいたことを
さらに質問する

伝えよう・聞こうとする姿勢が場の空気を和らげる

家族は、依存症の本人の顔を見るたびに小言や説教、懇願、指示、嘆きを口にしがちです。本人は、文句にうんざりして聞く耳をもたず、その結果、家族全体がコミュニケーション不全におちいってしまいます。

大根役者でもいい。何度も練習し、伝えようとする

硬直した関係を回復するには、対話のしかたを見直し、コミュニケーションを改善することです。前述のようにＣＲＡＦＴでは８つのコミュニケーション・スキルをかかげていますが、１〜３だけでも効果があります。ＣＲＡＦＴは、ロールプレイで体感することを大切にしています。本来は治療者と行いますが、家族同士でできるなら、ぜひロールプレイを行ってください。ひとりで過去の自分の発言を修正しながら、頭のなかで会話をイメージするだけでも練習になります。

まず大切なのは伝え方です。こちらが一方的に責め、強引に相手を変

えようとすれば、相手にも意思があるのですから、反発するのは当然です。どう伝えれば相手に伝わるかを考えましょう。相手を責める姿勢がなくなると、反発がなくなり意思疎通できるようになります。初めは慣れない言い方にぎこちなくても、大根役者でもいいのです。何度も練習してください。家族の態度が変わると、家庭の雰囲気も改善します。

働きかけて本人のなかにある回復力を引き出す

家族が本人に変わってほしいと思っても、本人を無理やり変えることはできません。でも、本人の意思に働きかけることは可能です。本人の心の奥には、必ず「健康でいたい」という気持ちがあり、家族はその気持ちに働きかけることで本人に影響を与えることができるのです。

いままで伝えることを諦めて、飲み込んできた気持ちを思い出してください。まず「自分が相手になにを伝えたいのか」をはっきりさせてください。次に、「それをどう伝えればいいのか」を考えます。さらに、何度か練習したあとに実際に相手に言ってみます。

人の話し方は長年の習慣になっているので、変えるためには何度も練習が必要です。初めからうまくいかなくても、何度も練習するうちに必ずできるようになります。粘り強く行ってください。

言えなくても言おうとする姿勢が空気を変える

ある母親は台詞を何度も練習したのですが、息子を前にすると、どうしても言葉が出ません。言おうとしても言えないもどかしさにもぞもぞしていると、息子が「おかん大丈夫か。熱でもあるんか」と、声をかけてきて、自然な会話につながったそうです。おそらく、いままで責めるばかりだった母親の姿勢が変わったと感じたのでしょう。言葉にできなくても、言おうとするだけで空気は変わるものなのです。

聞き方を変えることが健全な関係の第一歩

藍里病院では、CRAFTとともに3つの聞く技術も学びます。これは藍里病院が独自に加えたスキルですが、CRAFTとともに行うと、絶大な効果を発揮します。

ひとつ目の聞く技術は「『そうなんだね』と返す」ことです。このとき大切なのは、自分の主観で反応しないこと。たとえば「酒飲みたい」と言われたときは、「そうなんだ、飲みたいんだ」と、まず返します。

ふたつ目はどうしてそう思うのかを「相手に尋ねる」ことです。その理由を聞いてみます。

本人の思いを聞くときに大切なのが、3つ目の「よく聞く」です。人はつい、自分の価値基準で判断したくなりますが、主観は脇に置きましょう。相手の話に素直にじっと耳を傾けることに専念してください。

聞く技術をマスターすると、素直に相手の話が聞けるようになります。即座に自分の意見を言ってしまうのではなく、まず聞くことができると、相手は「聞いてもらった」と感じるので、会話がつながっていきます。健全な関係を築く大きな一歩になります。

相手の真意に近づくための聞き方の注意

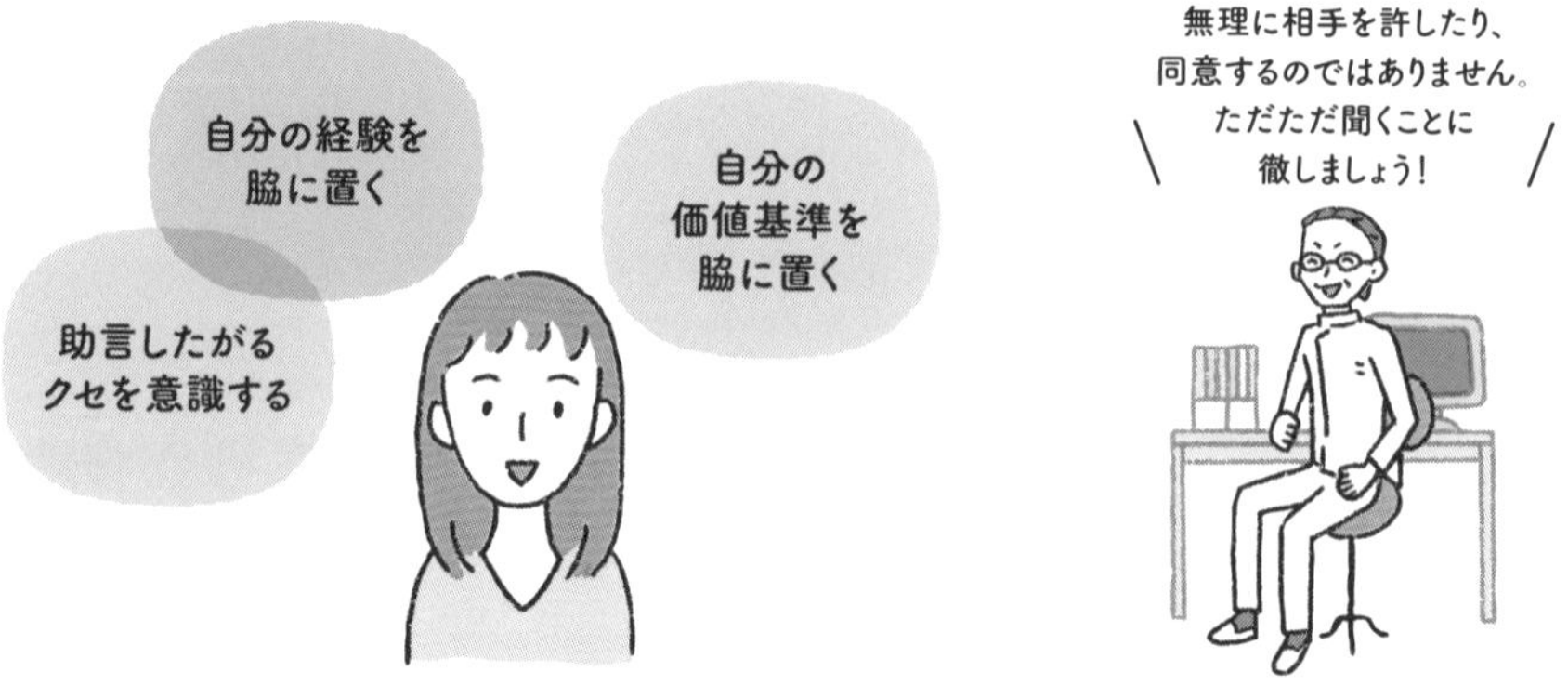
自分の経験を
脇に置く
自分の
価値基準を
脇に置く
助言したがる
クセを意識する
無理に相手を許したり、
同意するのではありません。
ただただ聞くことに
徹しましょう！

Part3

関係を改善していきたい！

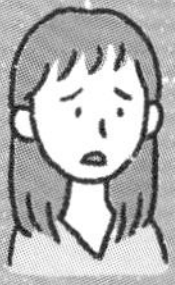

世話焼きをやめ、対等な関係を築く

本人が依存行為を
続けにくい環境をつくるためにも
欠かせないメニューです。
できることから少しずつ挑戦してみましょう

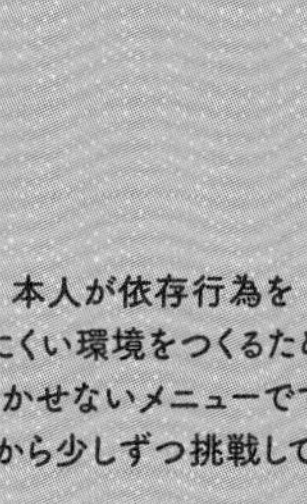

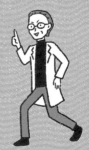

- 望ましい行動を増やす メニュー5
- イネーブリングをやめる メニュー6
- 家族自身の生活を豊かにする メニュー7

プラスの言葉をかけて シラフのときの活動を増やす

飲酒以外の「楽しみ」を見つける

本人には、アルコールから得られる報酬がとても大きいので、飲酒による長期的な弊害より目先の報酬を優先させています。メニュー5では飲酒以外の楽しみを見つけて、シラフの活動を増やしましょう。好きな食べ物や映画鑑賞など、気軽にできるものがベスト。いろいろな楽しみが増えることによって、アルコールへの依存割合が減っていくことを目指します。

別の楽しみで 飲酒の機会を減らす

飲酒以外の楽しみを複数見つけて、
シラフの活動を増やす。

Before

ほぼアルコールで 占められている

飲酒が習慣化してしまったことで、ほかの楽しみを見失っている。ほとんどの生活がアルコールで占められている。

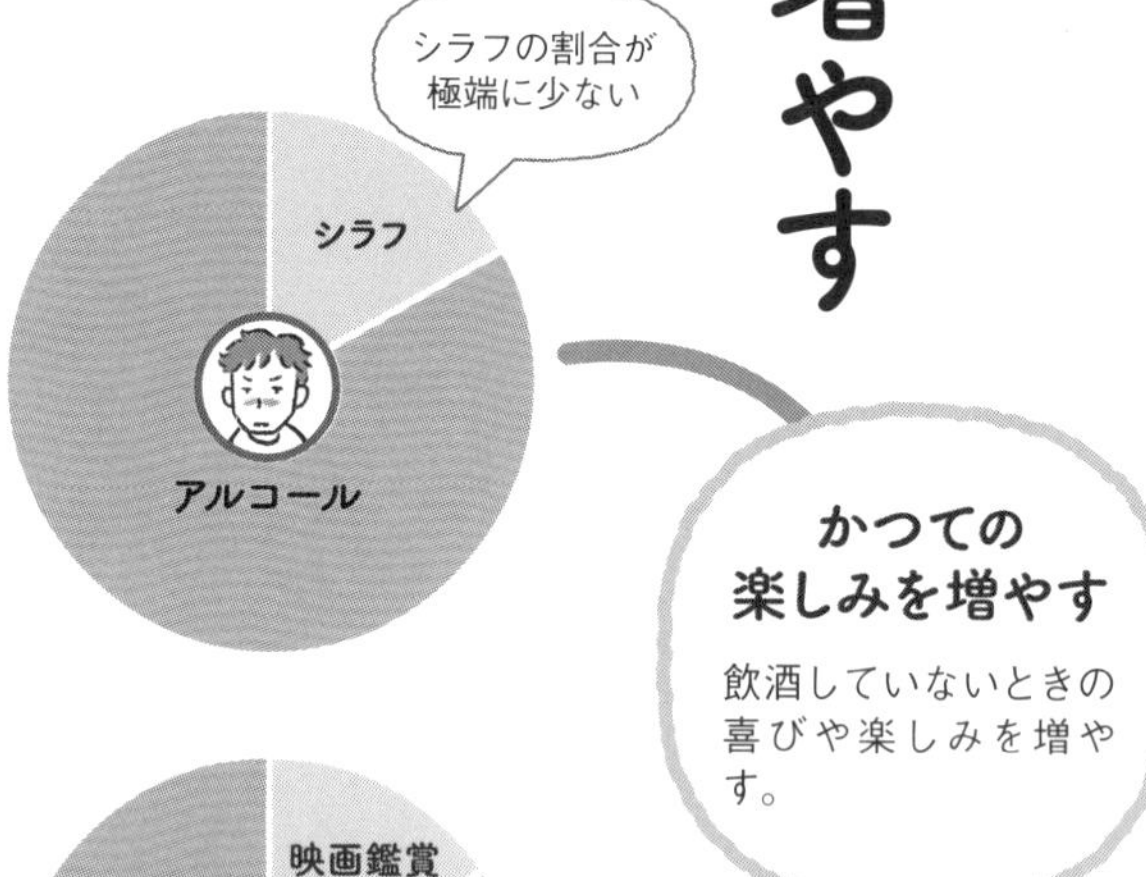
シラフの割合が
極端に少ない
シラフ
アルコール
かつての
楽しみを増やす
飲酒していないときの喜びや楽しみを増やす。

After

複数の楽しみで 埋めていく

アルコール以外の喜びや楽しみを増やしていけば、アルコール割合は減っていく。

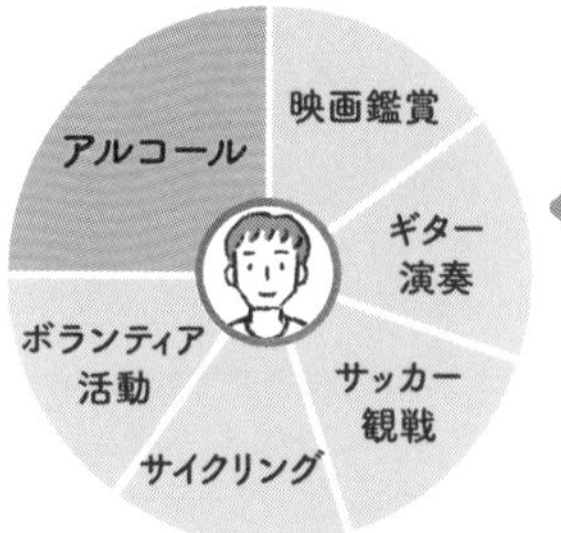
アルコール
映画鑑賞
ギター
演奏
サッカー
観戦
サイクリング
ボランティア
活動

無理にお酒を
とりあげるというやり方ではなく、
シラフの活動を増やし、
酒量を減らすことが重要です！

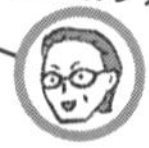

楽しみを再び見つけていく

本人が忘れている喜びや楽しみを一緒に見つけていき、
飲酒以外の望ましい行動を増やしていく。

1 「本人が好きだったこと」を見つける

本人がかつて好きだったことや好きだったものに、自然と目が向くように促す。「小さい頃、どんなことが好きだったの？」「またやってみたら？」などと声をかけてみる。

《たとえば……》

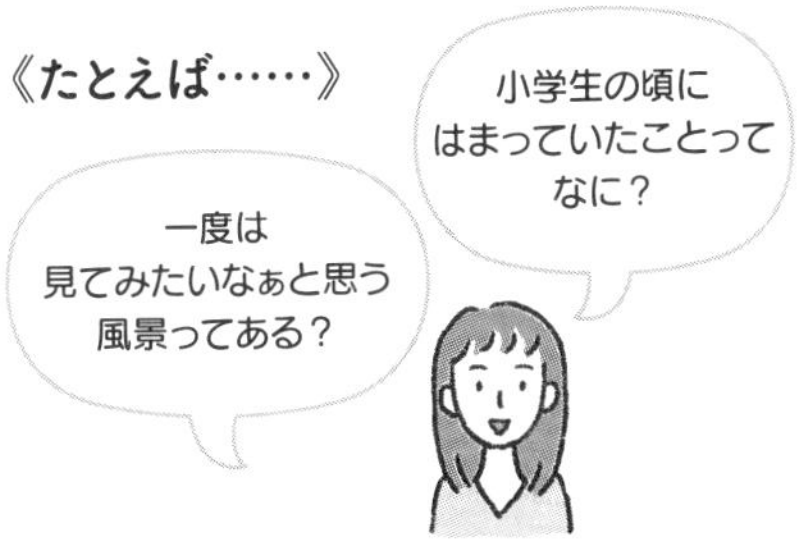
小学生の頃に
はまっていたことって
なに？
一度は
見てみたいなぁと思う
風景ってある？

2 「本人を評価できること」を見つける

本人の言動のなかから、評価できることを見つけていき、感謝したり、評価したり、プラスの言葉をかけていく。

《たとえば……》

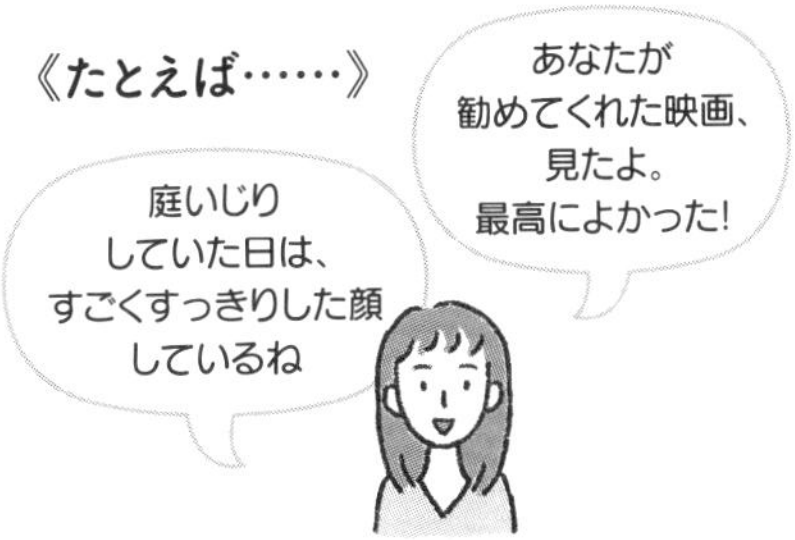
あなたが
勧めてくれた映画、
見たよ。
最高によかった！
庭いじり
していた日は、
すごくすっきりした顔
しているね

Case　甥っ子と遊んでからクワガタを飼い始めた

アルコール依存症で苦しんでいた夫は、飲んでいるとき以外は、つまらなそうにしていました。ある日、小学生の甥が遊びに来て、夫と話し込んでいました。甥が好きな珍しいクワガタを、以前夫が飼育していたという話でした。

甥が帰ってから、夫に「クワガタの話をしていたの？　あの子、すごく楽しそうだったね！　ありがとう」と言いました。

その日から、夫はネットでクワガタと飼育キットをとり寄せ、再びクワガタ飼育を始めるように。甥もクワガタを見たくて遊びに来るようになりました。ふたりでペットショップに出かけることも。生活が少しずつ変わってきて、笑顔がずいぶんと増えました。

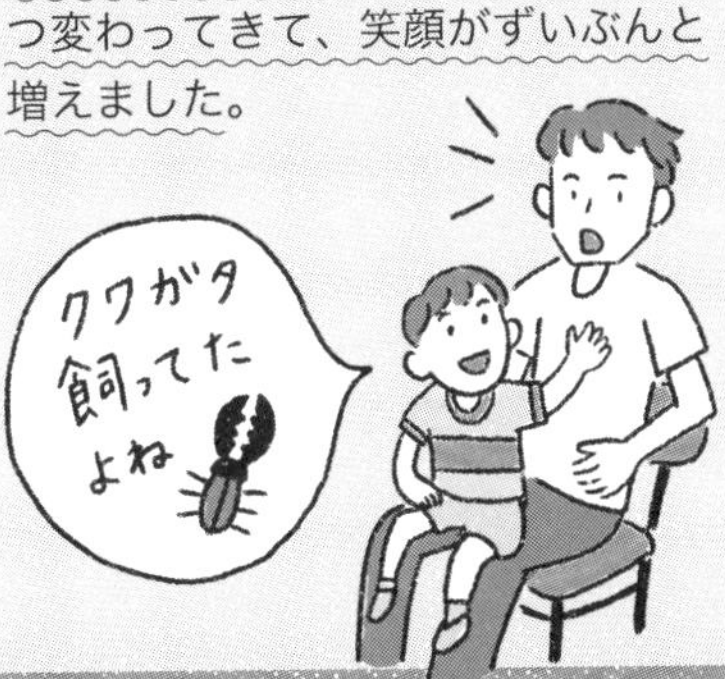
クワガタ
飼ってた
よね

プラスの言葉をかける

すぐにできて、喜びを与える効果が大きいのはプラスの言葉の声かけ。
シラフのときの望ましい行動に対して、
ポジティブな印象を与えるプラスの言葉をかけていく。

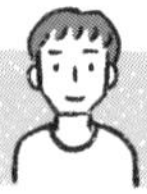
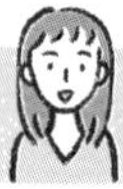

望ましい行動	プラスの言葉
	あいさつの言葉
●朝起きて着替えて顔を洗った	「おはよう」
●一緒に食卓についた	「いただきます」「一緒に食べてくれてうれしい」
●定刻に仕事に出かけた	「いってらっしゃい」
●飲まずに帰ってきた	「おかえりなさい」「早く帰ってきてくれてうれしい」
●飲まずに寝た	「おやすみなさい」
	感謝の言葉
●荷物を運んだ	「ありがとう」
●飲まずに食事をした	「うれしいよ」「おいしかったね」
●一緒にお茶を飲んでおしゃべりできた	「おいしいね」「楽しかったね」
●笑った	「楽しいね」
	賞賛・評価の言葉
●一日飲まないで過ごせた	「すばらしいね」
●遅くまで仕事をしていた	「すごいね」
●得意なことをやった	「さすがだね」
●料理をつくった	「最高だね」

WORK

意識して本人に声をかける（　月　日～　月　日）

自分で期間を設定し、そのあいだに見つけた本人の望ましい行動と、かけたプラスの言葉の回数をチェックする。

本人の望ましい行動

●
●
●
●
●

●
●
●
●
●

●
●
●
●
●
●

自分がかけたプラスの言葉

あいさつの言葉

「おはよう」　正 正 正 正
「いただきます」　正 正 正 正
「いってらっしゃい」　正 正 正 正
「おかえりなさい」　正 正 正 正
「おやすみなさい」　正 正 正 正

感謝の言葉

「ありがとう」　正 正 正 正
「うれしいよ」　正 正 正 正
「おいしいね」　正 正 正 正
「楽しいね」　正 正 正 正

賞賛・評価の言葉

「すてきだね」　正 正 正 正
「すばらしいね」　正 正 正 正
「すごいね」　正 正 正 正
「さすがだね」　正 正 正 正
「最高だね」　正 正 正 正

望ましい行動を増やす②

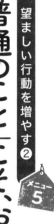

メニュー5

「普通のこと」こそ、お互いの喜びだということを再確認する

本人にとっては、アルコールが最大の報酬になっています。飲酒で弊害が生じるとわかっていても、短期的に得られる報酬がとても強いので、依存症はどんどん進行し、生活からアルコール以外の楽しみが失われていきます。

「ほめるところなどない！」と放棄する前に

アルコールへの依存度を減らすために、飲酒以外で本人が喜ぶことを考えてみましょう。いまはやめていても、以前熱中していたことはないでしょうか。昔好きだったこと、日常的にしていたことを思い出してみましょう。また、シラフのときにはどんなことを楽しんでいますか。

大げさなことでなくてかまいません。スポーツ観戦や音楽鑑賞、カラオケなど、すぐに実行でき、家族にも苦痛にはならないことが条件です。その活動が増えるほど飲酒の時間が減り、自然とアルコールへの依存割合が減少します。

望ましい行動が少しでも見られたら、言葉をかけましょう。「評価できるところなどない」と感じるかもしれませんが、人から認められることが報酬になり、「またやりたい」と思えるようになります。家族からの評価の言葉は、望ましい行動への最大のモチベーションなのです。

本人のなかの望ましい行動を増やすときには、まず本人を観察し、望ましい行動を見つけていきます。つぎに、見つけたら、すぐに評価を与えましょう。もっとも手軽でわかりやすいのは評価の言葉です。評価するときには、家族自身がそれを苦痛や負担に感じないことも大切です。

笑顔で「うれしいよ」「ありがとう」だけで関係は変わる

家族のなかには、やさしい態度をとると「依存行動を認めた」ことになると考え、いつも厳しく接しているという人がいますが、それは誤りです。

普通の会話ができたら、「話ができてうれしいわ」と言い、部屋を片づけてくれたら「どうもありがとう。助かったわ」など、些細なことでも言葉にして相手に伝えましょう。そうすることで、相手によい影響を与えることができます。

望ましい行動を増やすときの条件

1　望ましい行動を見つける

少しでも本人の健康につながる言動を見つける。意識して本人の生活を観察していると見つかるようになる。

2　すぐに本人に与えることができる

すぐに提供できることがよい。本人のなかの望ましい行動を見つけ、評価する言葉をかけることが、もっともすぐに実践できて現実的。

3　家族自身が与えることに苦痛を感じない

無理に言わなければならないとなると続かない。今日の自分ができる範囲でやってみることが重要。

ついやってしまう世話焼き行動を控える

それをしても結果的に悪化する

メニュー6は「イネーブリングをやめる」。イネーブリングとは、よかれと思ってしているのに問題解決には効果がなく、問題を助長してしまう行為のことです。酒を買い置きしたり、泥酔したとき介抱したりすると、本人は家族に容認されていると受けとるでしょう。小言のくり返しも、「家族に見捨てられていない」サインと受け止め、本人は現状を変えようとは思いません。

イネーブリングの有無で未来が変わる

イネーブリングをすると、家族は望まなくても結果的に
現状の依存行為が容認され、
変わるチャンスが失われてしまう。

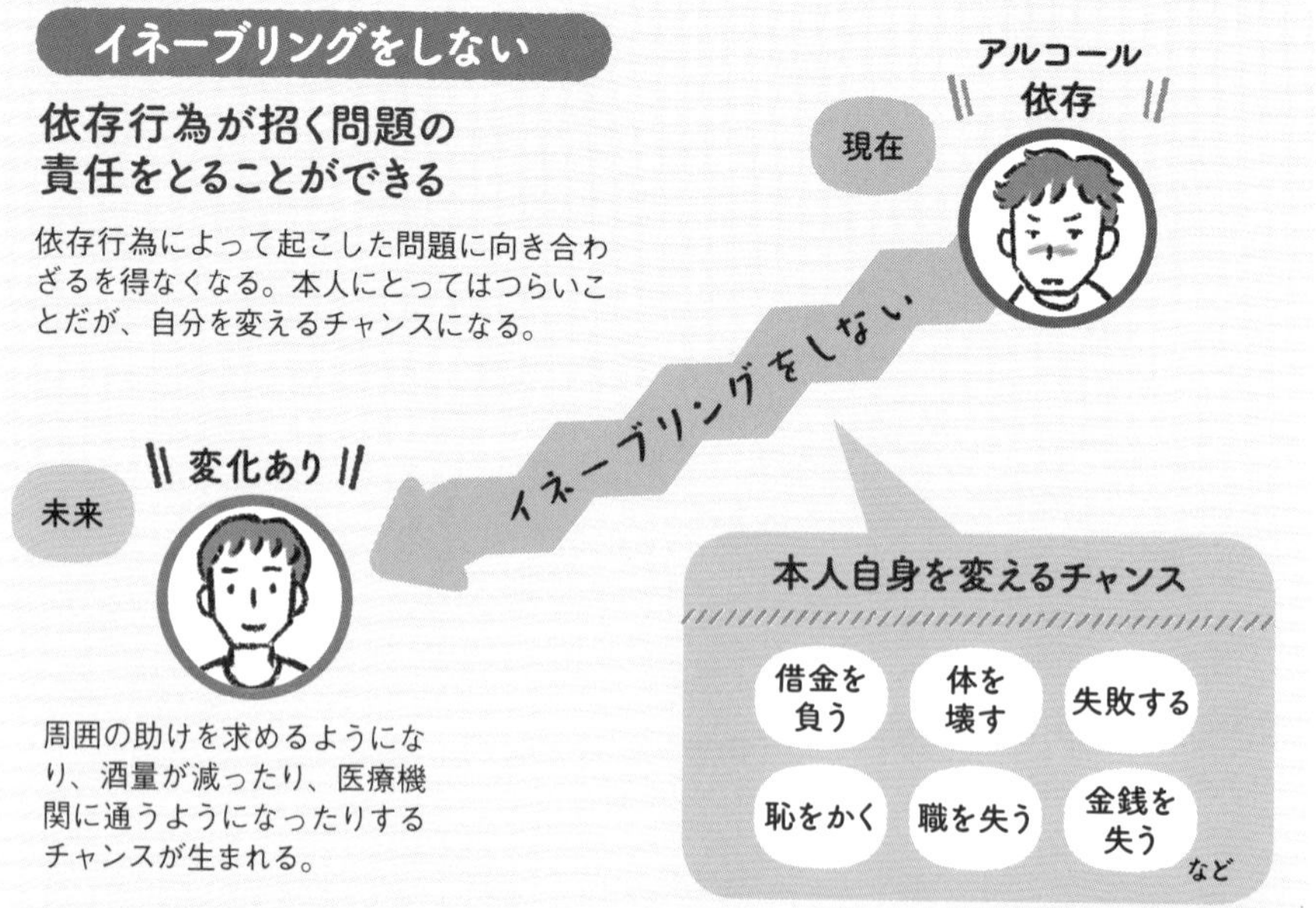
イネーブリングをしない
依存行為が招く問題の
責任をとることができる
依存行為によって起こした問題に向き合わざるを得なくなる。本人にとってはつらいことだが、自分を変えるチャンスになる。
現在
アルコール依存
イネーブリングをしない
未来
変化あり
周囲の助けを求めるようになり、酒量が減ったり、医療機関に通うようになったりするチャンスが生まれる。
本人自身を変えるチャンス
借金を負う
体を壊す
失敗する
恥をかく
職を失う
金銭を失う
など

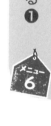

本人にも家族にもメリットがない

どんなに本人を思う行為でも、イネーブリングは誰のメリットにもなりません。本人は、いつも失敗をカバーしてもらうので痛い目に合うことがなく、飲酒のデメリットを実感できません。そのため、いつまでたっても自分からやめようという気持ちになれないのです。

一方、家族は本人の失敗の尻ぬぐいに追われ、心身ともに疲弊していきます。イネーブリングをやめると、本人にも家族にもプラスの影響が現れます。

イネーブリングをする

いまの依存のパターンが継続してしまう

イネーブリングをすることで、かえって依存状態にある現状の行動パターンを続けやすくなってしまう。問題が起きない代わりに、自分を変えるチャンスも失う。

アルコール依存

現在

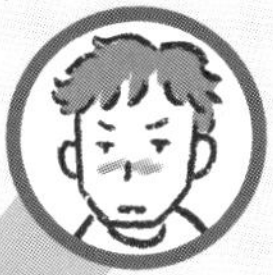

失敗した責任をとる機会がなくなる

酔って吐いても家族が片づけたり、二日酔いで寝坊しても家族が会社に電話してくれたりすると、しくじりの責任をとれず、同じことをくり返してしまう。

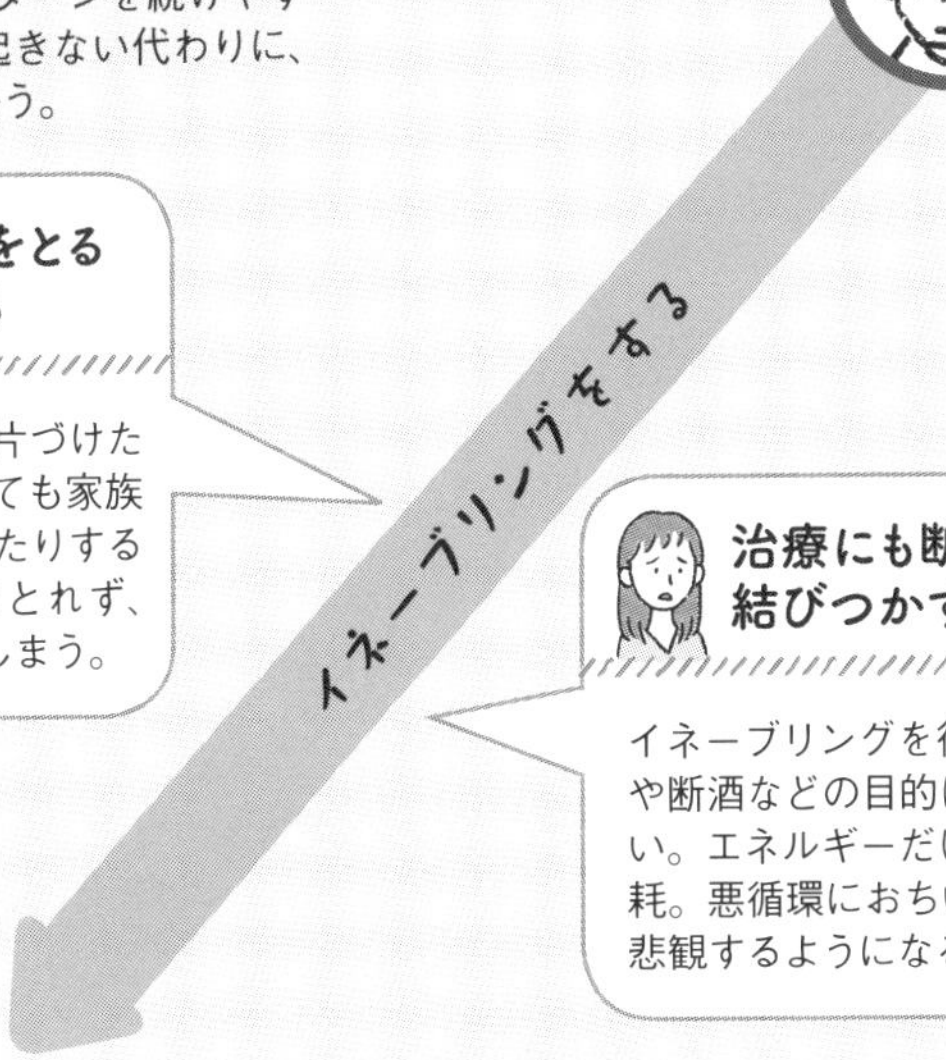

治療にも断酒にも結びつかず、消耗する

イネーブリングを行っても治療や断酒などの目的は果たされない。エネルギーだけが奪われ消耗。悪循環におちいり、将来を悲観するようになる。

変化なし

未来

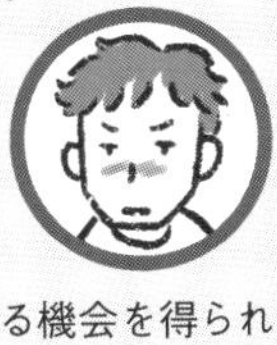

失敗する機会を得られず、自分を変えることができなくなってしまう。

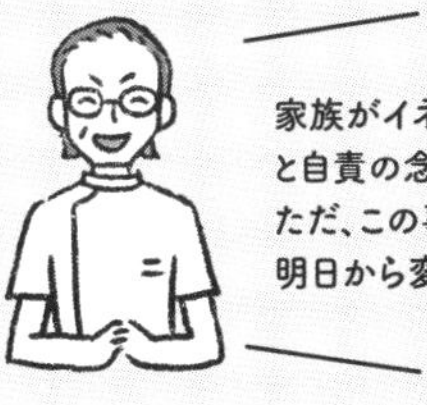

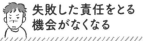

家族がイネーブリングで依存を悪化させた！と自責の念を感じる必要はありません。ただ、この事実を知らなかっただけ。明日から変えていけばいいんです

自分のイネーブリングをチェックする

なにがイネーブリングに当たるのかを理解し、
普段の行動に当てはまるものがないかをチェックする。

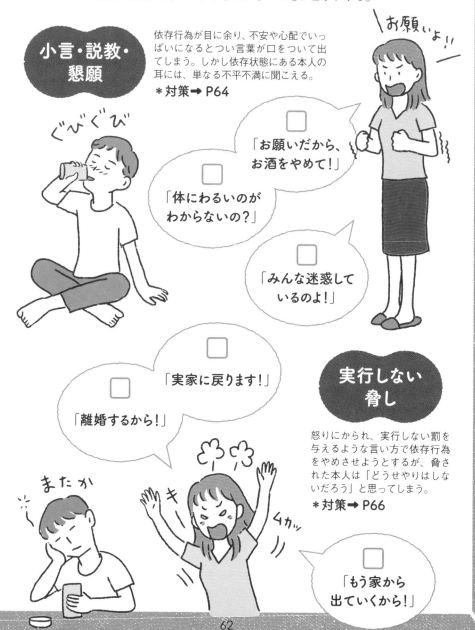

小言・説教・懇願

依存行為が目に余り、不安や心配でいっぱいになるとつい言葉が口をついて出てしまう。しかし依存状態にある本人の耳には、単なる不平不満に聞こえる。

＊対策➡ P64

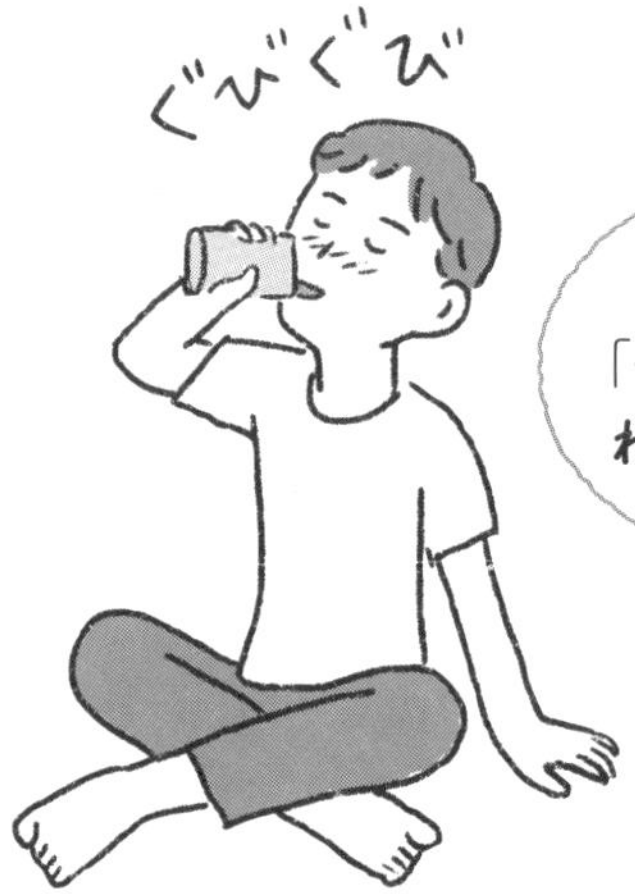

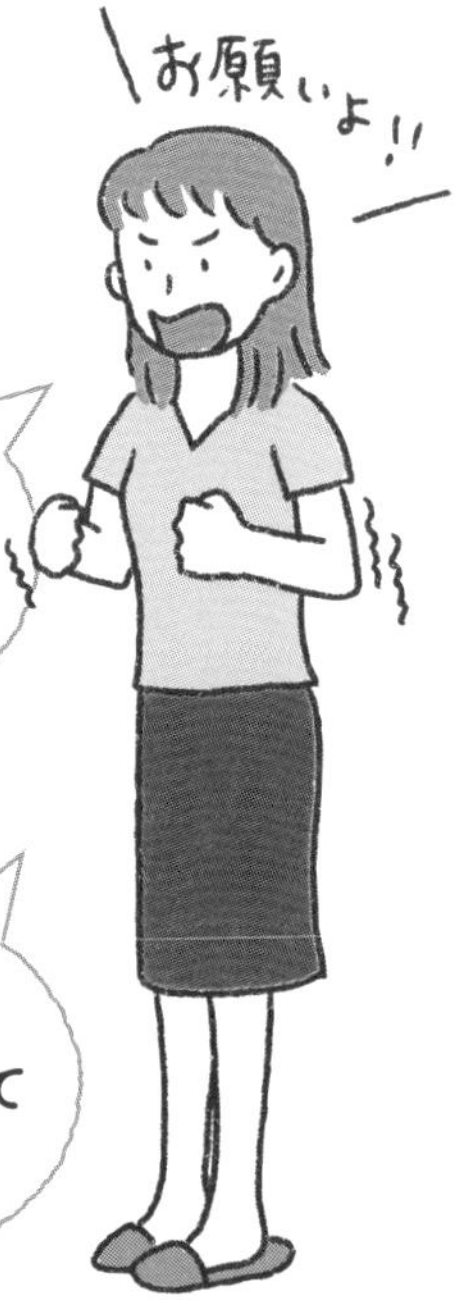

- □「お願いだから、お酒をやめて！」
- □「体にわるいのがわからないの？」
- □「みんな迷惑しているのよ！」

実行しない脅し

怒りにかられ、実行しない罰を与えるような言い方で依存行為をやめさせようとするが、脅された本人は「どうせやりはしないだろう」と思ってしまう。

＊対策➡ P66

- □「実家に戻ります！」
- □「離婚するから！」
- □「もう家から出ていくから！」

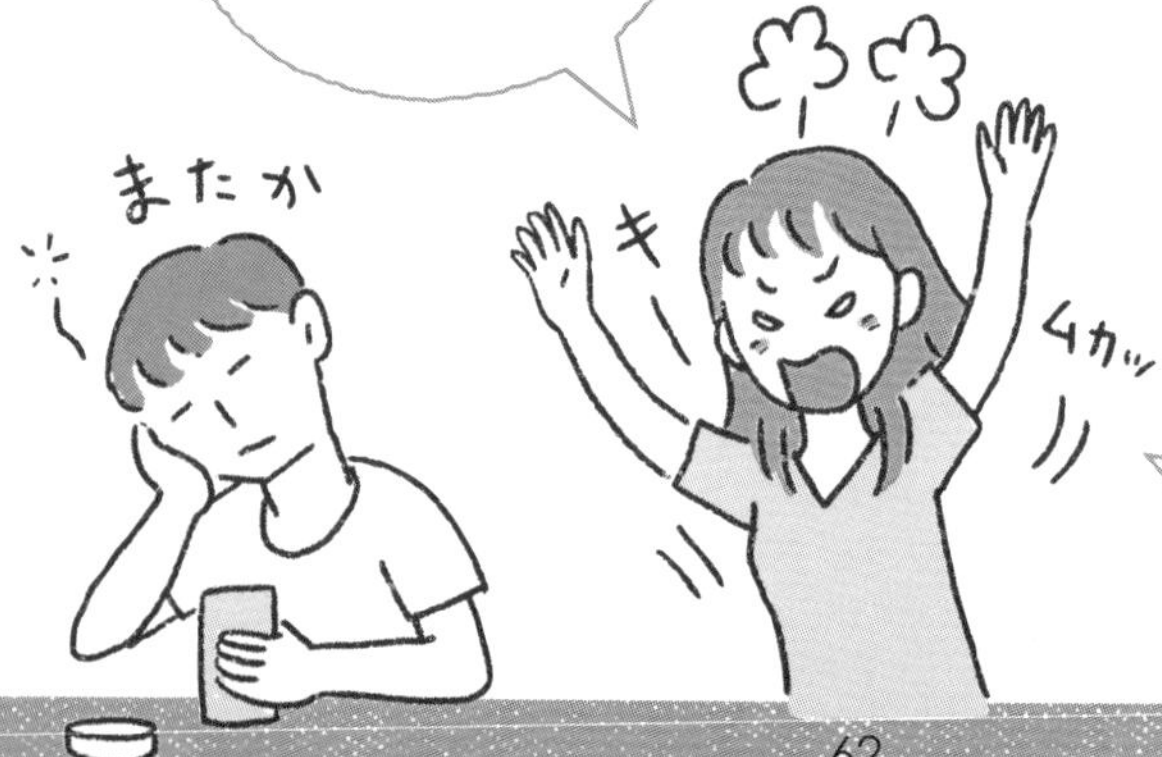

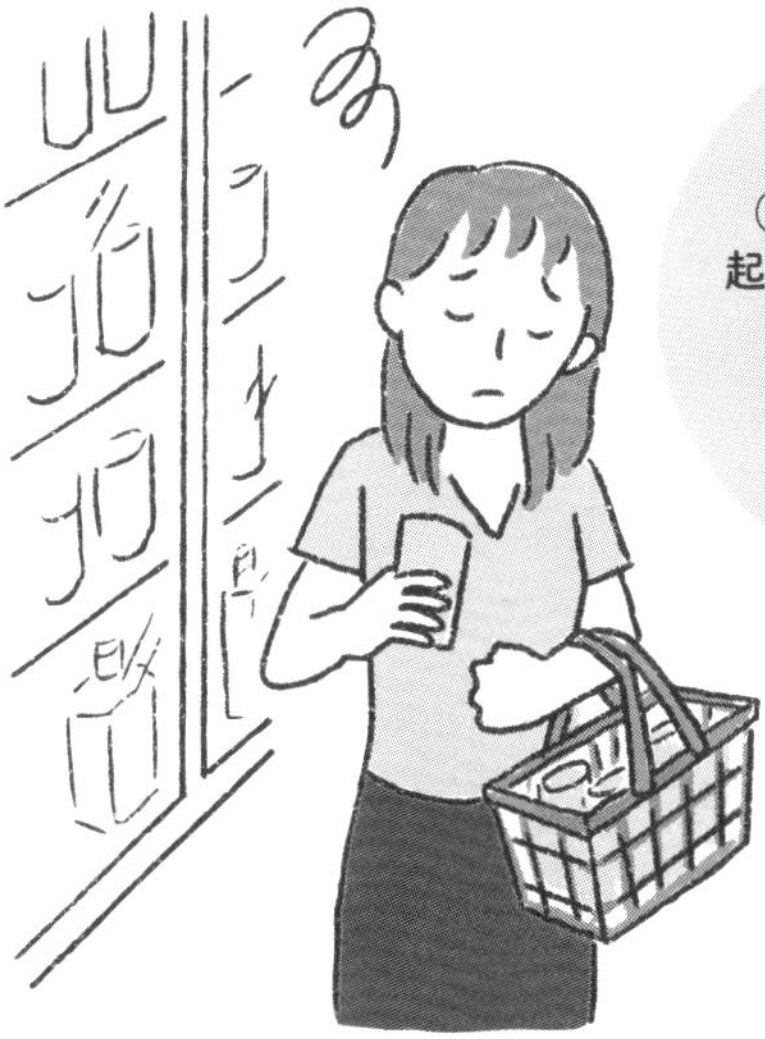

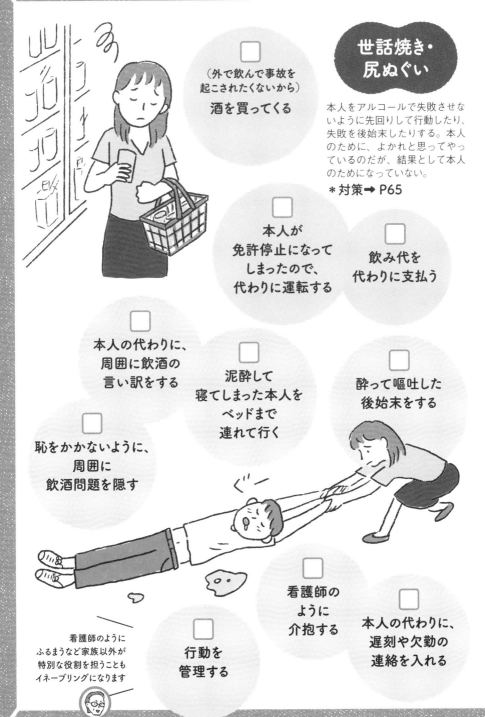

世話焼き・尻ぬぐい

本人をアルコールで失敗させないように先回りして行動したり、失敗を後始末したりする。本人のために、よかれと思ってやっているのだが、結果として本人のためになっていない。

＊対策➡ P65

□ （外で飲んで事故を起こされたくないから）酒を買ってくる

□ 本人が免許停止になってしまったので、代わりに運転する

□ 飲み代を代わりに支払う

□ 本人の代わりに、周囲に飲酒の言い訳をする

□ 泥酔して寝てしまった本人をベッドまで連れて行く

□ 酔って嘔吐した後始末をする

□ 恥をかかないように、周囲に飲酒問題を隠す

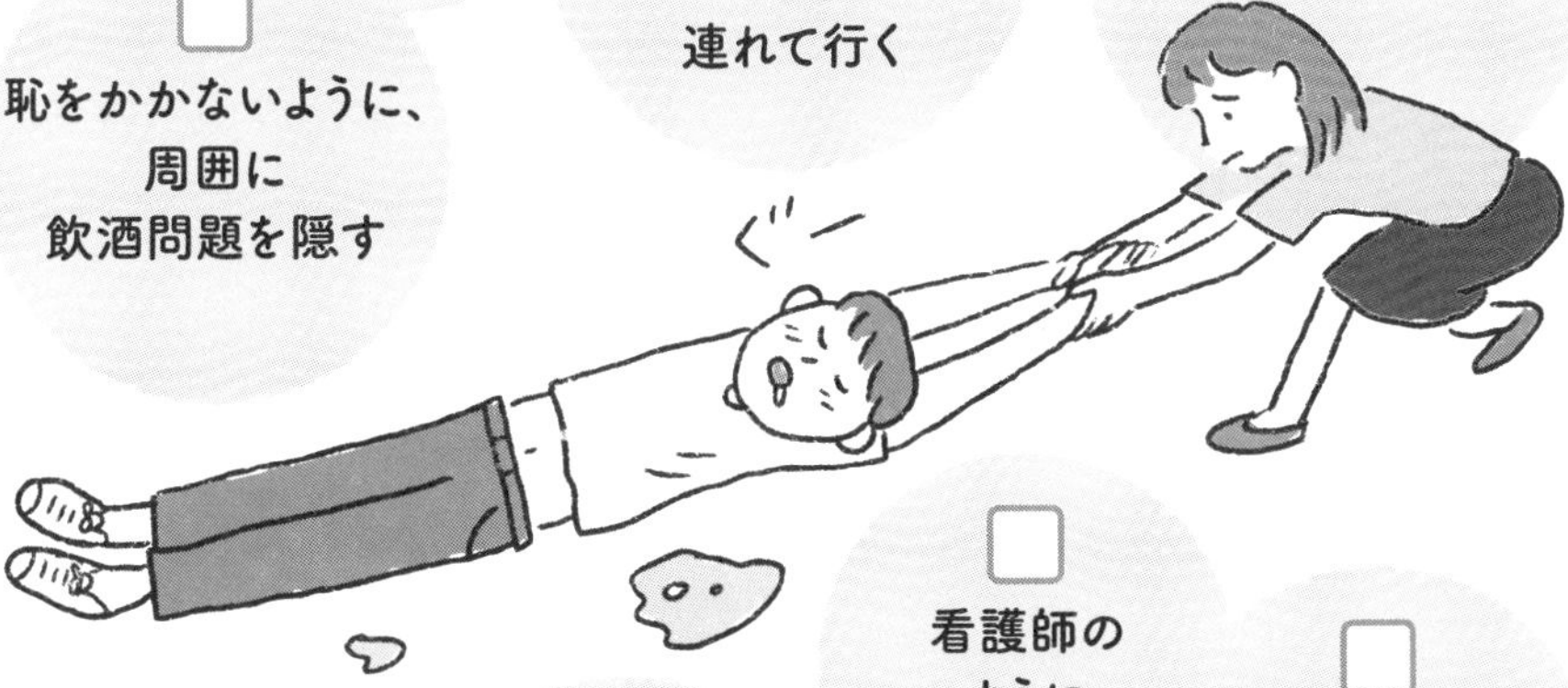

□ 看護師のように介抱する

□ 本人の代わりに、遅刻や欠勤の連絡を入れる

□ 行動を管理する

看護師のように
ふるまうなど家族以外が
特別な役割を担うことも
イネーブリングになります

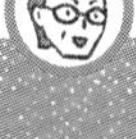

落ち着いて撤退するための対策を練る

できるところから撤退していく

イネーブリングは本人への思いから生じる行為。本人の回復には、イネーブリングをやめることが必要です。自分にできるところから段階を踏んで撤退してください。

たとえば、飲酒しているのを見たら、まず深呼吸。小言を言いたい衝動をおさえ、その場から離れるようにします。

小言・説教・懇願への対策

自分の願望を明らかにして伝える

つい言いたくなってしまう衝動をおさえ、
そのときの気持ちを認識する。そして、そう思うに至る
自分の本当の願いを明らかにし、本人に伝える。

その瞬間の気持ちを認識する

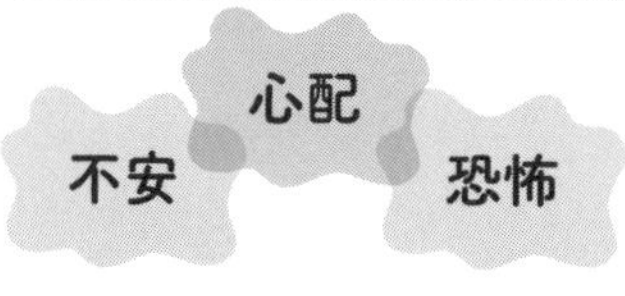
心配
不安
恐怖

小言を言いたくなるとき、自分はどんな気持ちなのかを認識する。

自分の本当の願望を確認する

お酒をやめて
元気でいてほしい!!

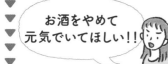

自分の心の奥底にある願望を探り、確認する。

本人に自分の願望を伝える

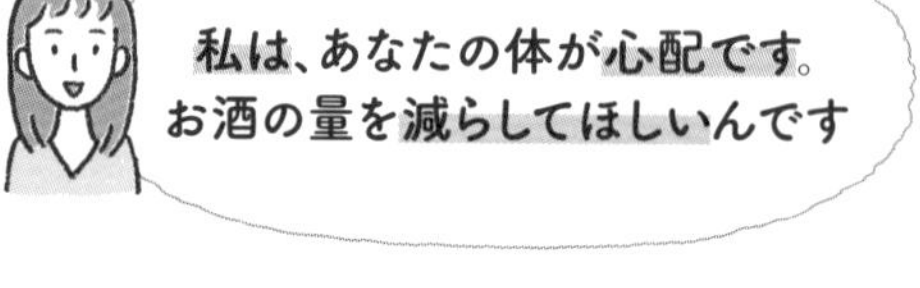
私は、あなたの体が心配です。
お酒の量を減らしてほしいんです

小言を言いたくなったら、
いったんその場から
離れるといいですよ。
8つのコミュニケーション・スキル
（P44）を活用しながら、
状況や自分の気持ちを
本人に伝わるように
話しましょう!

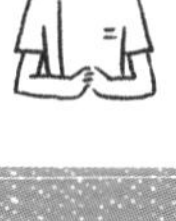

世話焼き・尻ぬぐいへの対策

世話焼きをやめられるかどうかを検討する

現実には世話焼き行動をやめるのが難しいシチュエーションもある。
世話焼きをやめられるかどうかを検討する。最終的に自分の願望を伝える。

世話焼き・尻ぬぐいが起こるシチュエーションを検証

世話焼きや尻ぬぐいが起こるシチュエーションで、実際にその行動を自分が止めることができるかどうかを考える。

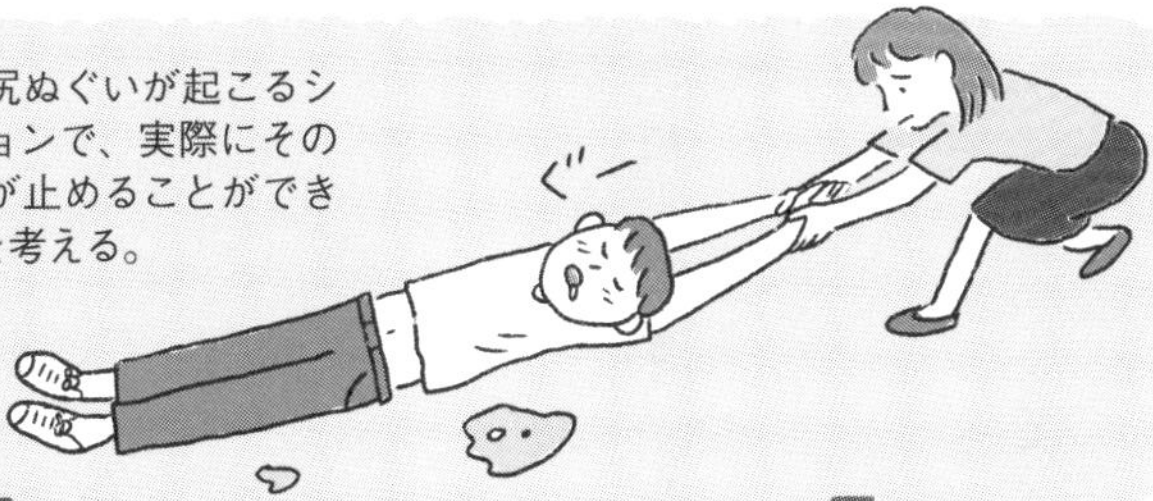

中止できない

あとで伝える方法を考える

シラフに戻ってから、なにが起きたのかを伝えるために、ひとまず写真や動画に記録しておくという方法もある。

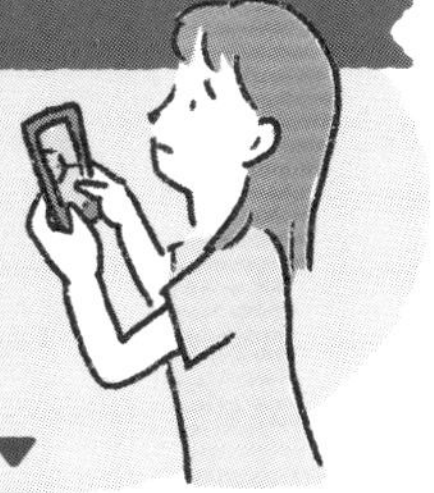

世話を焼く

とりあえず世話を焼くが、あとからきちんと本心を伝えるようにする。

中止できる

自分の本当の願望を確認し、実際に伝える

本当の願望

もう後始末なんてしたくない!!

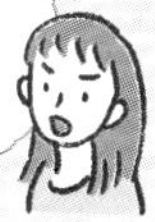

自分の心の奥底にある願望を探り、確認する。

実際に伝える

私は酔ったあなたをベッドに連れていくとき、つらくて悲しい気持ちになるの。次からは自分で動いてほしい

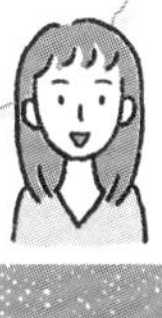

いままでやってくれたことをしてもらえなくなるので、本人は戸惑いや疑問を感じるはず。対話のきっかけとし、自分の本心を伝えましょう！

実行しない脅しへの対策

脅しを実行できるのかどうかを検討する

脅したくなったら、いったんその衝動をおさえ、その脅しが実行可能なのかどうかを冷静に検討する。コミュニケーション・スキルで気持ちを伝える

脅しの内容が実行可能なのかどうかを検討する

脅しの内容が、単なる脅しで終わるのか、実際にやることができるのかを冷静に検討してみる。

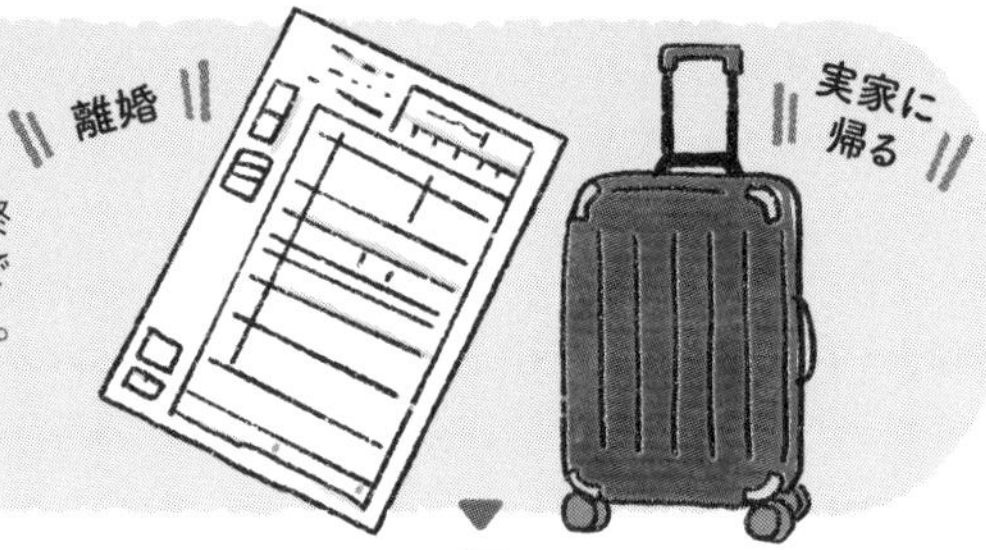

離婚
実家に帰る

実行できない

実行できる

自分の本当の願望を確認する

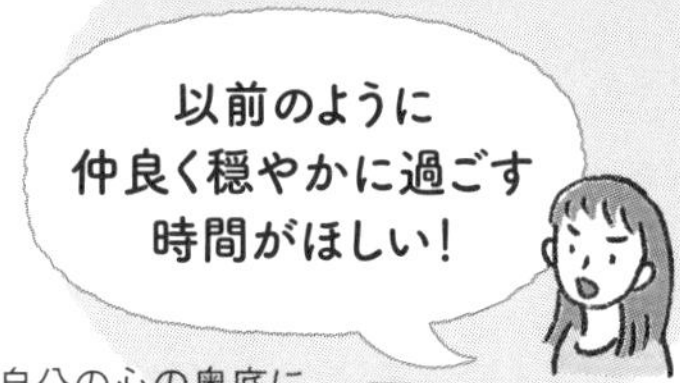

以前のように
仲良く穏やかに過ごす
時間がほしい!

自分の心の奥底にある願望を探り、確認する。

慎重に計画的に実行に移す

脅しの内容を実行に移すことで本人がショックを受け、依存行為をやめるきっかけになることも。

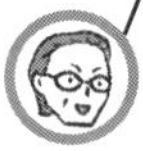

ただし、逆の展開もあるので注意(P68)!

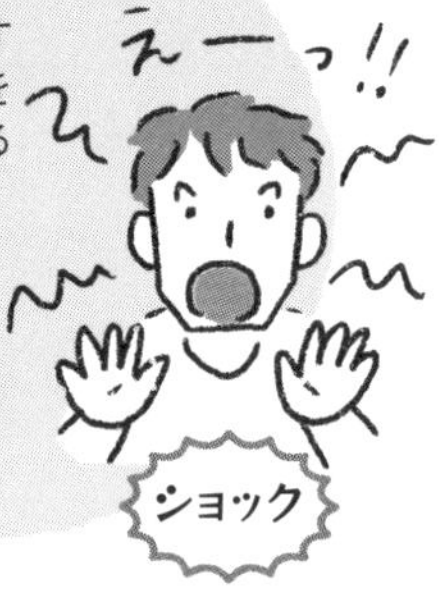

えーっ!!
ショック

本人に自分の願望を伝える

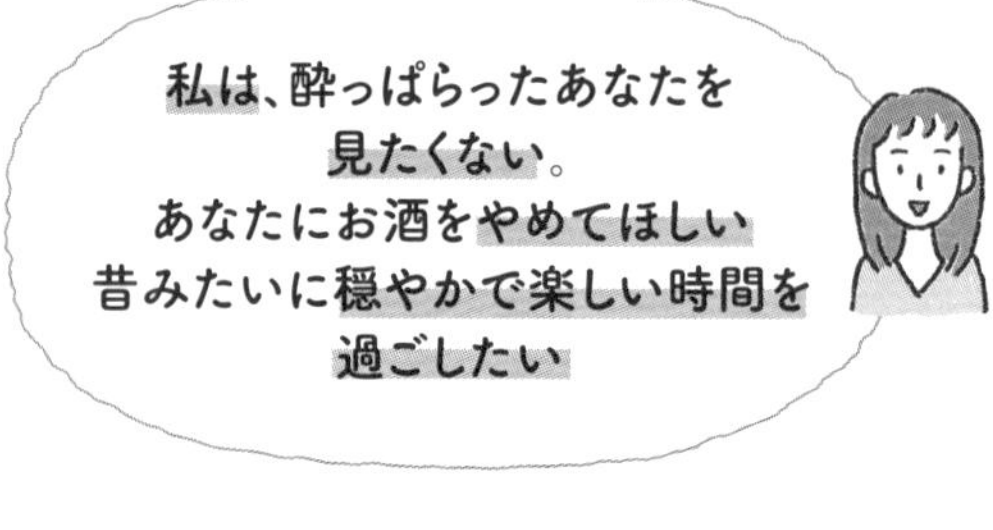

私は、酔っぱらったあなたを
見たくない。
あなたにお酒をやめてほしい
昔みたいに穏やかで楽しい時間を
過ごしたい

脅したくなるのは、
相当行き詰まった状態にあるため。
余裕をなくしていることを自覚し、
いったんそのシチュエーションから
離れて冷静になってから、
実行の可否を検討しましょう!

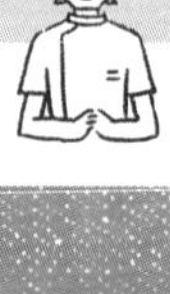

WORK

イネーブリングからの撤退の計画を立てる

撤退したいイネーブリングのシチュエーションを想定し、
自分がとる対策をシミュレーションする。

イネーブリングのシチュエーションを想定する

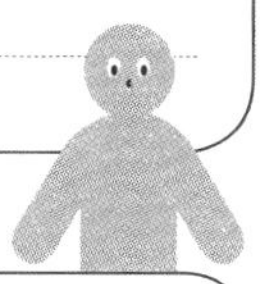

どんなイネーブリングが起こるかを考える

A 小言・説教・懇願

B 世話焼き・尻ぬぐい

C 実行しない脅し

B中止できない
C実行できない

B中止できる
C実行できる

自分がとる行動を具体的に記す

自分がとる行動を具体的に記す

自分の本当の願望を確認する

自分の願望の伝え方を考える

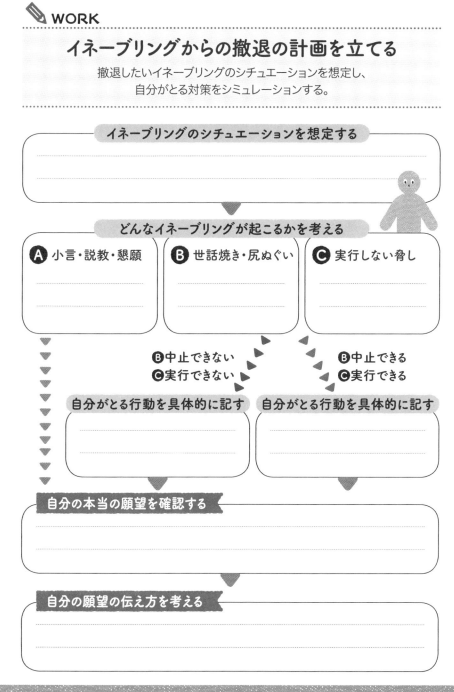

飲んでいる最中にはなにをしても効果がないことを理解する

酩酊状態では正常な反応を得られない

アルコールのように脳に強い影響を与える物質の場合、飲酒中にどんな働きかけをしても、本人の行動によい影響を与えることはできません。暴力的になる危険もあります。立ち去るのが最善の方法です。

その場を離れる際には黙って立ち去るか、相手を責めず、立ち去る理由を静かに伝えましょう。コミュニケーション・スキルを活用してください。

飲酒中に上手にその場から離れる

8つのコミュニケーション・スキル（P44）を使って、なぜ飲酒中の本人のもとを離れるのかを説明する。

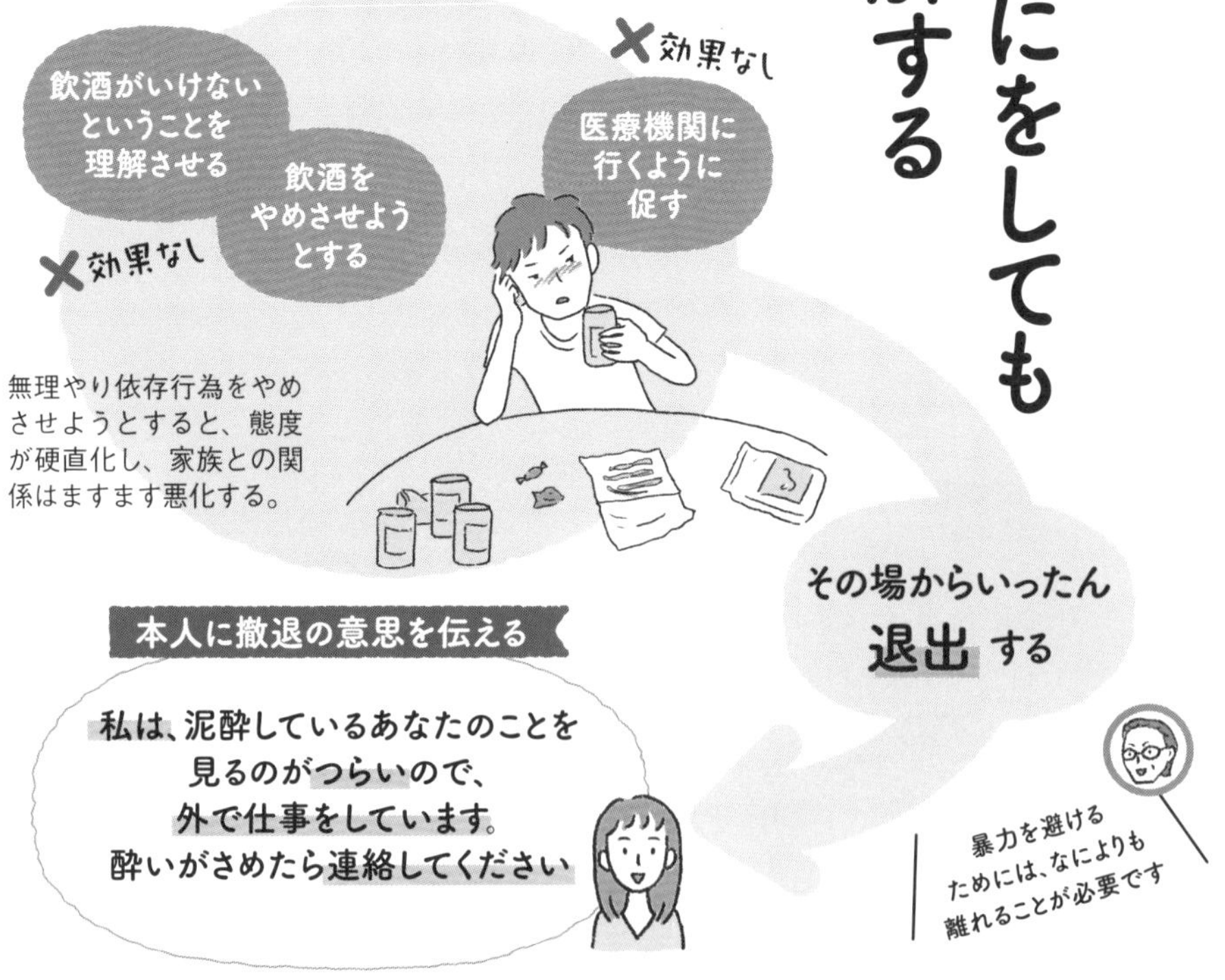
飲酒がいけないということを理解させる
飲酒をやめさせようとする
×効果なし
医療機関に行くように促す
×効果なし
無理やり依存行為をやめさせようとすると、態度が硬直化し、家族との関係はますます悪化する。
その場からいったん退出する
本人に撤退の意思を伝える
私は、泥酔しているあなたのことを見るのがつらいので、外で仕事をしています。酔いがさめたら連絡してください
暴力を避けるためには、なによりも離れることが必要です

暴力への対策を練り、望ましい行動を増やす

イネーブリングからの撤退の際は暴力の危険をつねに考えておきます。やめても暴力が起きないと思われることから慎重に始めるようにします。場合によっては念のため暴力が起きたときの避難場所を確保し、逃げるときに持ち出す荷物もまとめておきましょう。場合によっては、警察を呼ぶことも考えておきます。

イネーブリングをやめるのと並行して飲酒以外の楽しみを探し、望ましい行動を増やす（メニュー5）ことが大切です。

WORK

暴力行為と望ましい行動について検討する

過去に飲酒中に受けた暴力から、今後の対策を考える。また、イネーブリングから撤退するとき、望ましい行動を増やすためのプラスの言葉をかけるようにする。

以前どんな対応をしたときに本人の暴力が起きた

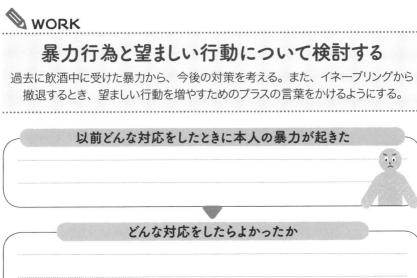

どんな対応をしたらよかったか

＼ イネーブリングをやめる代わりに ／

望ましい行動を増やすためにできること

＼ イネーブリングをやめることで ／

予測できる暴力

その暴力への対策

イネーブリングをやめる④

メニュー 6

自分の本心を見つめ、対等な関係を構築する

依存症の家族では、過剰な世話焼きがイネーブリングにつながるケースが珍しくありません。夫婦が互いに世話をするのは自然な行為ですが、依存症の場合には、家族が一方的に世話を焼く関係におちいってしまうことが多いのです。

いやなときに平気で「NO」と言える関係か？

では、健全な夫婦関係と、イネーブリングは、どこが異なるのでしょうか。

健全な夫婦関係の基本は、なによりも対等であることです。まず、いまの関係が、対等な関係なのかを見直してみてください。

たとえば、相手を自分のことより優先させていないでしょうか。本心をおさえて自分ひとりがまんしていませんか。いやなときは平気で「NO」と言えますか。「NO」と言ったとき相手の顔色をうかがったり、

暴力に脅えたりしているなら、その関係は対等とはいえません。

「妻なのだから、自分を看護師のように世話するのは当たり前」と言って世話されることを正当化する人もいますが、看護師とは、患者さんのケアをする契約関係で成り立つ仕事です。妻が看護師のようにふるまうことを要求されるなら、それは対等な関係ではありません。

私はどうしたいのかを真剣に考える

健全な関係をとり戻すために、「私はどうしたいのか」と考えましょう。そして相手に対する思いのなかに「健康でいてほしい」「暴力をふるわないでほしい」という願いはありませんか？　さらに、その思いのベースにある願いを探ってください。そこには、「仲のいい関係でいたい」「平穏でいたい」という、切実な願いがあるのではないでしょうか。

あなた自身の願いを実現するために、あなたができることを考えましょう。本音を押し殺して相手に合わせたり、相手の代わりに責任を背負ったりしていては、健全な夫婦関係は築けません。

イネーブリングは、家族を大切に思うからこそしたこと。その思いは決してわるいことではありません。徐々に世話焼きをやめてイネーブリングから撤退していくことで、その願いを実現していきましょう。

女性が安心して「NO」と言えるかどうかが重要

対等な関係は、女性が「ＮＯ」と言えるかどうかです。

男性のほうが、体が大きく力も強いことなどを考えると、そもそも男性は「暴力性」を備えています。社会的・文化的にもジェンダー間の不均衡があり、女性は「ＮＯ」と言いにくい状況にあります。

対等な関係を構築するには、男性が自らの潜在的な暴力性を自覚し、女性が「ＮＯ」と言える関係をつくる努力が必要です。

イネーブリングをやめる⑤

メニュー6

自分と相手とのあいだに徐々に境界線を引いていく

イネーブリングから撤退するということは、相手と自分とのあいだに境界線を引くということです。

問題と責任の所在を明らかにする作業でもある

依存症患者さんの家族は、相手がどうしたら立ち直れるか、健康になってくれるのかという思いで頭がいっぱいで、自分の人生を忘れがちです。相手の問題を悩み、責任を肩代わりして生きるうちに、いつのまにか自分の人生を生きていないということになってしまいます。

イネーブリングから撤退を始めると、相手と自分とのあいだに境界線が引かれ、お互いが自立に向かって進み始めます。一体化していた両者が分離して、各々が自分の問題に向き合えるようになります。

これまで相談に来られたご家族のなかには、相手の問題から離れて自分の人生に視線が向くようになり、生き方を見直すようになったという

借金が発覚しても、パートナーに返済の義務はない

夫が借金をしていても、妻には返済義務はありません。肩代わりすると問題は深刻化します。本人が返済すべきですが、返済計画や金銭管理のサポートは、イネーブリングにならないように注意して行いましょう。返済不可能な場合には弁護士に相談することを勧めます。

人が数多くいます。イネーブリングからの撤退は効果絶大ですが、実行はたやすいことではありません。無理せず、少しずつ撤退していきましょう。たとえば、習慣のようになっていた小言や説教をやめるだけでも、かなりの効果があります。

暴力の危険があるため、安全対策を怠らずに

イネーブリングからの撤退は暴力を引き起こす危険性があるので、とても注意深く行う必要があります。

どんな場面で暴力が起きやすいのかを検証し、相手が暴力的になるときの徴候も観察しておきましょう。危ないと思ったらすぐ避難できるように、避難先を確保してください。事情を話せる兄弟姉妹や友だちがいる人は事前に相談しておきます。逃げるときに荷物をすぐ持ち出せるように、貴重品や身の回りのものを鞄に用意しておきましょう。身の危険を感じたときには、警察への通報も必要です。できれば近所の人にも事情を話し、いざというときに通報してもらうことも考えましょう。

暴力にさらされると、イネーブリングをやめた自分が非情で悪人だと責めてしまいがちです。暴力を受ける側には非はありません。どんな場合にも暴力は正当化できるものではないことを忘れないでください。

暴力に備える

持ち物の準備

避難セットを一式準備し、玄関の靴箱のなかなどに入れておく。

- □1～2泊できる宿泊セット
- □携帯電話、お金・カード類、貴重品　など

避難先の手配

すぐに逃げられ半日以上留まれる場所を避難場所に想定する。

- □ファミリーレストラン
- □カラオケボックス
- □インターネットカフェ、まんが喫茶
- □実家、きょうだいや友人の家　など

緊急時は110番

身の危険を感じたら緊急で110番。アルコール依存症であることを伝え、保健所と連絡をとってもらうように依頼するとスムーズ。

【相談窓口】
警視庁総合相談センター
☎ #9110

内閣府DV相談＋《プラス》
URL https://soudanplus.jp/
0120-279-889

自分の喜び、楽しみをとり戻すと、問題にうまく対処できるようになる

がんばってきた自分自身を解放する

依存症という病気は家族の脳も乗っとってしまい、家族は「自分だけ楽しむなんてとんでもない」と自分の人生をあきらめがちです。けれども、家族はすでに精一杯がんばってきたはず。メニュー7では自分を認め、好きなことに時間をかけ、自分にごほうびをあげましょう。楽しいことをすると心が元気になり、問題に対処するエネルギーもわいてきます。

飲酒問題以外の関心事を増やす

四六時中、アルコールによる本人の問題、それによって生じるさまざまな問題で頭が占められている。自分の喜びをとり戻すと、気持ちに余裕が生まれる。

Before

ほぼアルコールによる問題で占められている

飲酒によって起こる問題に占められており、心の余裕がなくなっている。

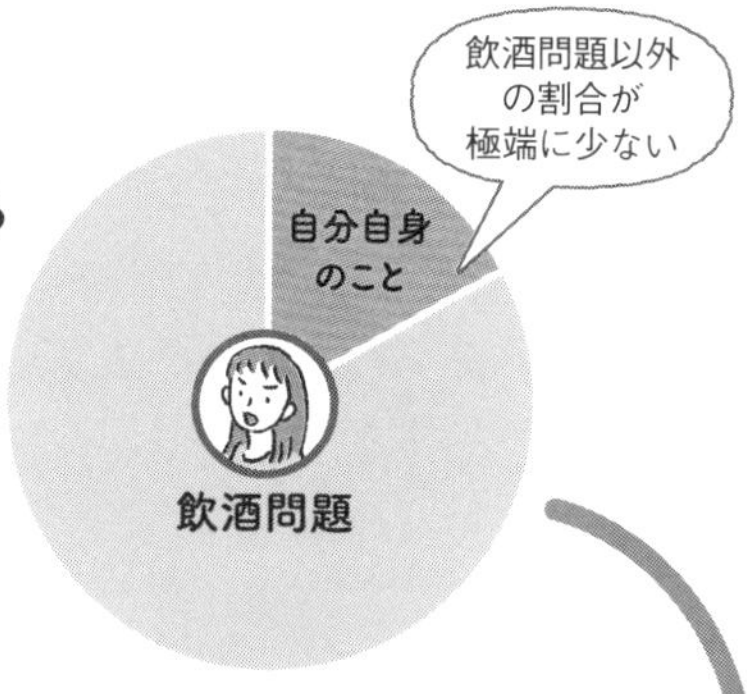
飲酒問題以外の割合が極端に少ない
自分自身のこと
飲酒問題

After

複数の楽しみを増やしていく

自分の喜び、楽しみを増やしていくことで、アルコールによる問題を考える時間が減っていく。

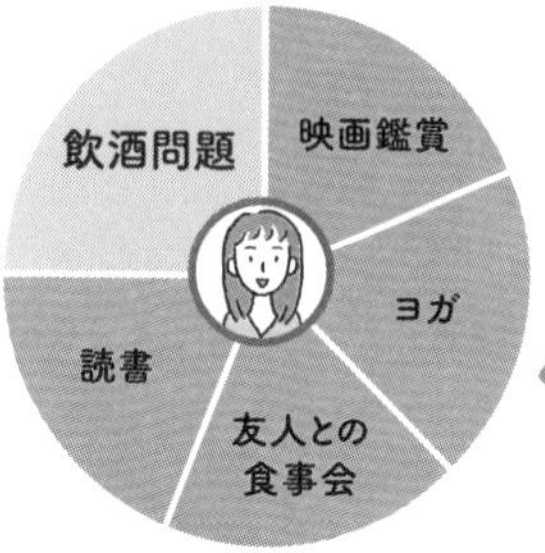
飲酒問題
映画鑑賞
ヨガ
友人との食事会
読書

かつての楽しみをとり戻す

飲酒問題に悩む以前にもっていた趣味や楽しみをとり戻す

自分にごほうびを与える

がんばってきた自分自身へのごほうびとして、好きなこと、楽しいことを行う。
簡単にすぐできることから、試しにやってみるとよい。

アルコールの問題で中断していたことを再開する

以前、やっていた自分の趣味や楽しみで、アルコールの問題が生じてから中断してしまっていることを再開する。

- スポーツジムやヨガスクール
- 友人とのランチ会
- 英会話教室
- カルチャー教室　など

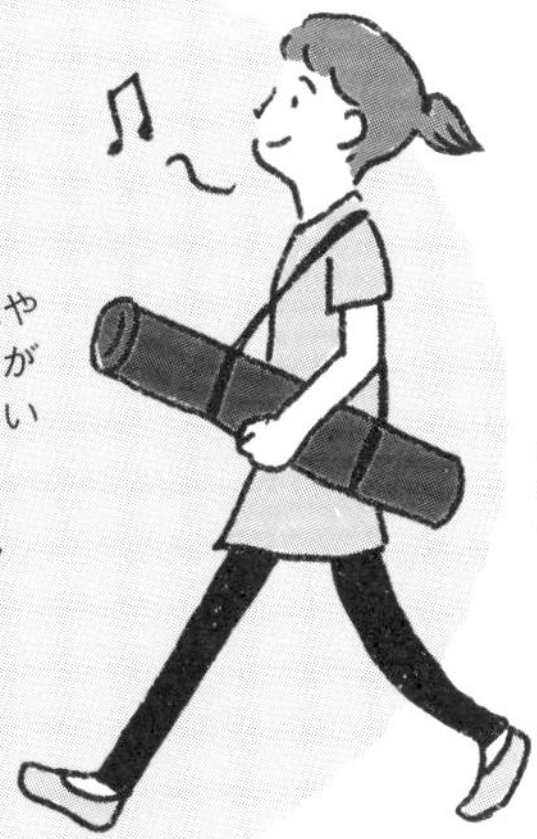

お金や時間をかけずにできることをする

お金や時間をかけずに、特別なものを用意しなくてもひとりで気軽にできる気分転換の方法を生活にとり入れる。

- 昼寝
- 散歩
- 日光浴
- 深呼吸
- 瞑想
- 音楽を聴く
- 旅行の計画を立てる
- お笑い番組を見る
- ひとりで過ごす　など

お金と時間を自分に費やす

お金と時間を、自分自身のために使い、リッチで快適な気持ちになる。

- レストランでコース料理を食べる
- ヘアサロンやエステ、マッサージに行く
- 温泉やスパに行く
- ショッピングをする
- メイクをしてもらう　など

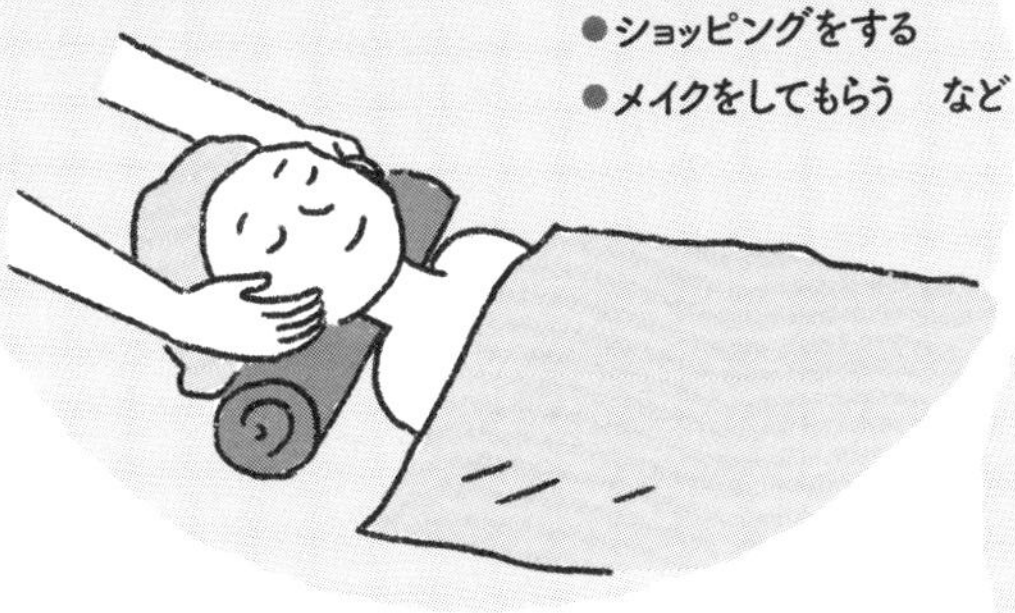

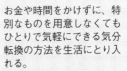

自分自身を評価する

自分のやったことを自分で評価する。「がんばった」「よくやった」「成長した」など、些細なことでも、ほめるポイントを見つけたら、声に出して自分のことをほめてみる。

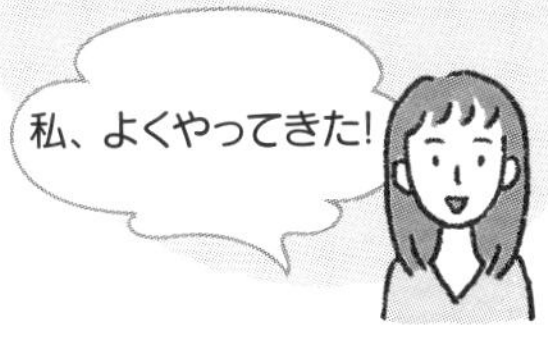

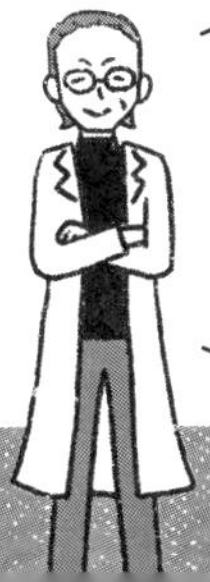

アルコールの問題は解決していないのに、楽しみをもつなんて！　と思う人もいます。無理せず、簡単にできることから始めます。次第にアルコールの問題は本人次第なんだと、思えるようになります

上手に他人を頼る

自分が行き詰まってしまわないために、
自分の悩みを話し、相談できる相手を探す。
その人にどんな声をかけ協力を仰ぐかシミュレーションする。

悩みを聞いてくれる人

アルコール問題の悩みを聞いてくれそうな、口がかたく、真摯に自分と向き合ってくれる、信頼のおける人を探す。

声かけLet's try！

家族のお酒の問題で悩んでいるんだけど、少し話を聞いてもらえますか？

一緒に気晴らしをしてくれる人

アルコールの問題をすぐには開示できないが、一緒に遊びに行ってくれて気軽に世間話ができそうな人を探す。

声かけLet's try！

今度一緒に
○○に行かない？
ゆっくり話も聞いてほしいし。
お時間ある？

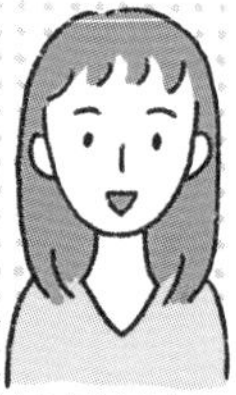

暴力の危険を感じたときにかくまってくれる人

アルコールがきっかけで暴力が生じたときに、避難先になってくれたり、子どもを預かってくれたりする人を探す。

声かけLet's try！

アルコールで夫が暴力的になることがあるので、一時的に家から避難させてもらえないでしょうか

自分の話に共感してくれそうな人

家族会や依存症の勉強会などで、自分と同じように依存症の問題で悩んでいる家族や、依存症を克服した人を探す。

声かけLet's try！

私もあなたと同じような悩みを抱えています。少しお話しさせてもらえませんか？

WORK

自分へのごほうびをリストアップする

自分自身へのごほうび、またはごほうびに相当する行為をリストアップし、
いつでも実践できるようにする。

アルコールの問題で中断していたこと

お金や時間をかけずにできること

お金と時間を費やしてやること

自分自身を評価する言葉

WORK

協力者をあげ、声かけの言葉を考える

自分の協力者になってくれそうな人を書き出し、
その人へお願いする声かけの言葉を書き出す。

	協力者	声かけの言葉
悩みを聞いてくれる人	さん	
一緒に気晴らしをしてくれる人	さん	
暴力の危険を感じたときにかくまってくれる人	さん	
自分の話に共感してくれそうな人	さん	

家族自身の生活を豊かにする❷

メニュー 7

「助けを求めていいと思える自分」へと変化することができる

依存症患者さんの家族は、問題が進行するにつれて余裕がなくなり、自分の趣味や楽しみをあきらめがちです。けれども、家に閉じこもってばかりいては気分も落ち込み、ますます行き詰まってしまいます。

自分をねぎらい、肯定感・効力感をとり戻す

自分の心が元気にならないと、問題に対処するためのエネルギーもわいてきません。以前通っていたジムや趣味の教室、友だちとのランチを再開してみましょう。

なかには、「依存症が改善していないのに、自分だけ楽しむわけにはいかない」と、罪悪感を覚える人もいます。でも、いままでの自分のがんばりをきちんと認めてあげなければ、心は枯れてしまいます。これからさらに前向きにがんばるためにも、心に栄養を注いであげましょう。

気が進まなくても、まずは「だまされたと思って」試しに出かけてみ

やりたいこと＆してほしいこと

WORK

今日中に
やりたいこと

今日から
してほしいこと

依頼の台詞

今日から
やりたいこと

てください。以前、「夫のことが気になるから、出かけてもつまらない」と言っていた女性に、「とにかく、試しに一回だけ出かけてみたら」と、背中を押したところ驚くほど元気になり、生活に楽しみが戻ったという例があります。

下欄を参考にして、自分がやりたいこと、他人にしてほしいことを書き出してみましょう。いますぐできること、いずれ状況が進んだらやりたいことなどを箇条書きにしていくと、自分へのごほうびが明確になるのでエネルギーもわきやすくなります。

自分を認め、相談に応じてくれる仲間を探す

家族は、依存症患者さんがいることを「恥ずかしい」と感じ、誰にも打ち明けられずに孤立しがちです。

けれども、依存症はひとりで抱え込むにはあまりに大きな問題です。ぜひ自分のまわりに協力者を探してください。専門のクリニックに限らず、ただ話を聞いてくれる人や同じ問題を抱える人など、仲間とつながることが大切です。

また、各地で開かれている依存症の家族会や勉強会にも参加しましょう。いい家族会やクリニックの探し方は、Ｐａｒｔ４でご紹介します。

自分がやりたいと思うこと、他人にしてほしいと思うことを書く。他人への依頼の台詞も考えよう。

今日中に してほしいこと

依頼の台詞

状況が進んだら やりたいこと

状況が進んだら してほしいこと

依頼の台詞

Doctor's VOICE

アルコールによって起きる嫉妬妄想が招く暴力に注意

嫉妬妄想は極めて危険な事態

古くからアルコール乱用における嫉妬妄想が知られています。配偶者や恋人が浮気をしていると信じ込む妄想です。

妄想なので、客観的な事実によっても訂正することができません。説明すればするほど、「嘘をついている」と逆に確信を強めていきます。

嫉妬妄想によって暴力が起こりやすく、ひどい場合には殺人に至ることもあります。極めて危険な事態であると判断する必要があります。

不安や恐怖を引き起こすアルコール幻覚症

また、長期的に大量に飲酒することによって起きるアルコール幻覚症では、幻聴や被害妄想・あとをつけられていると思い込む追跡妄想が出現します。

不安や恐怖のあまり激しい自傷行為や、他害行為に及ぶことがあります。

暴力が見られたら、保健所や警察、医療機関へ

嫉妬妄想は、暴力を伴いやすいので、ＣＲＡＦＴで対応することはできません。

また、幻覚や幻聴などの精神障害の症状を生じている場合は、専門の医療機関に相談してください。

場合によっては入院も必要となります。

地域の保健所では、飲酒問題や家族の相談に応じてくれます。保健所で依存症専門のクリニックを紹介してもらうこともできます。

暴力が起きたときには、まず、自分自身の安全を確保し、警察に電話しましょう。

Part4

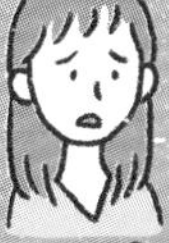

うまく治療に向かわせたい

本人の心境をイメージし、適したタイミングで気持ちを伝える

CRAFTの最大の目的は、
本人を治療に向かわせること。
タイミングを逃さずに
声をかけましょう。
スムーズに治療に進めるように、
準備をしておきます！

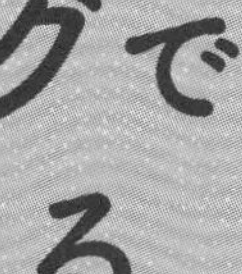

●本人に治療を勧める　メニュー 8

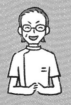

本人の気持ちの揺らぎを見逃さずに治療につなげる

期待が見られたら声かけのチャンス

メニュー8では、本人を治療につなげるための方法を実践します。よく観察し、意欲や期待、受診先への信頼感が高まっているサインをキャッチしましょう。

勧めるときは8つのコミュニケーション・スキル(P44)を使います。「病院に行く」「受診する」という言葉を使うより「一度相談に行ってみない」と言うほうがうまくいくことが多いです。

声かけに適したサインをチェック

本人をよく観察し、以下のような変化があったら、
8つのコミュニケーション・スキルを使い、
話をつないで、医療機関等に誘う。

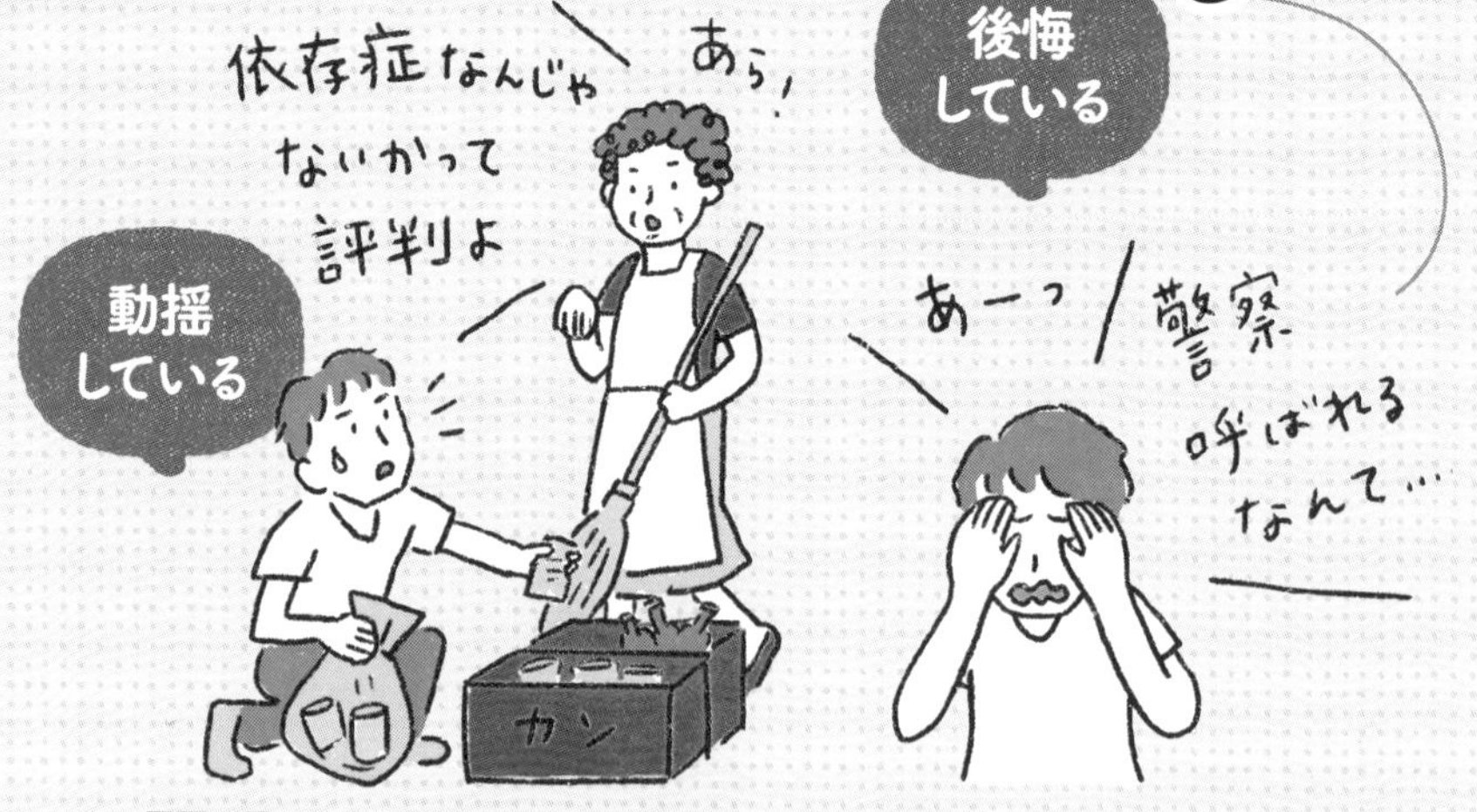
動揺
している
依存症なんじゃ
ないかって
評判よ
あら!
カン
後悔
している
あーっ
警察
呼ばれる
なんて…

周囲の思わぬ人から飲酒について「依存症じゃないか」「酒臭い」などと指摘され、動揺しているとき。

飲酒による失敗を後悔・反省しているとき。たとえば飲酒運転でつかまったり、飲んで暴れて警察を呼ばれたりしたとき。

受診に際して押さえておくべき3つのこと

1

有益な結果への期待

受診や相談によって、いい結果が得られるかもしれないと本人が期待できるようにする。

2

理解されることへの期待

受診や相談で自分の状況を理解してもらえるかもしれないと本人が期待できるようにする。

3

受診・相談先への信頼感

受診や相談できる医療機関について、本人にじゅうぶんな情報を伝える。

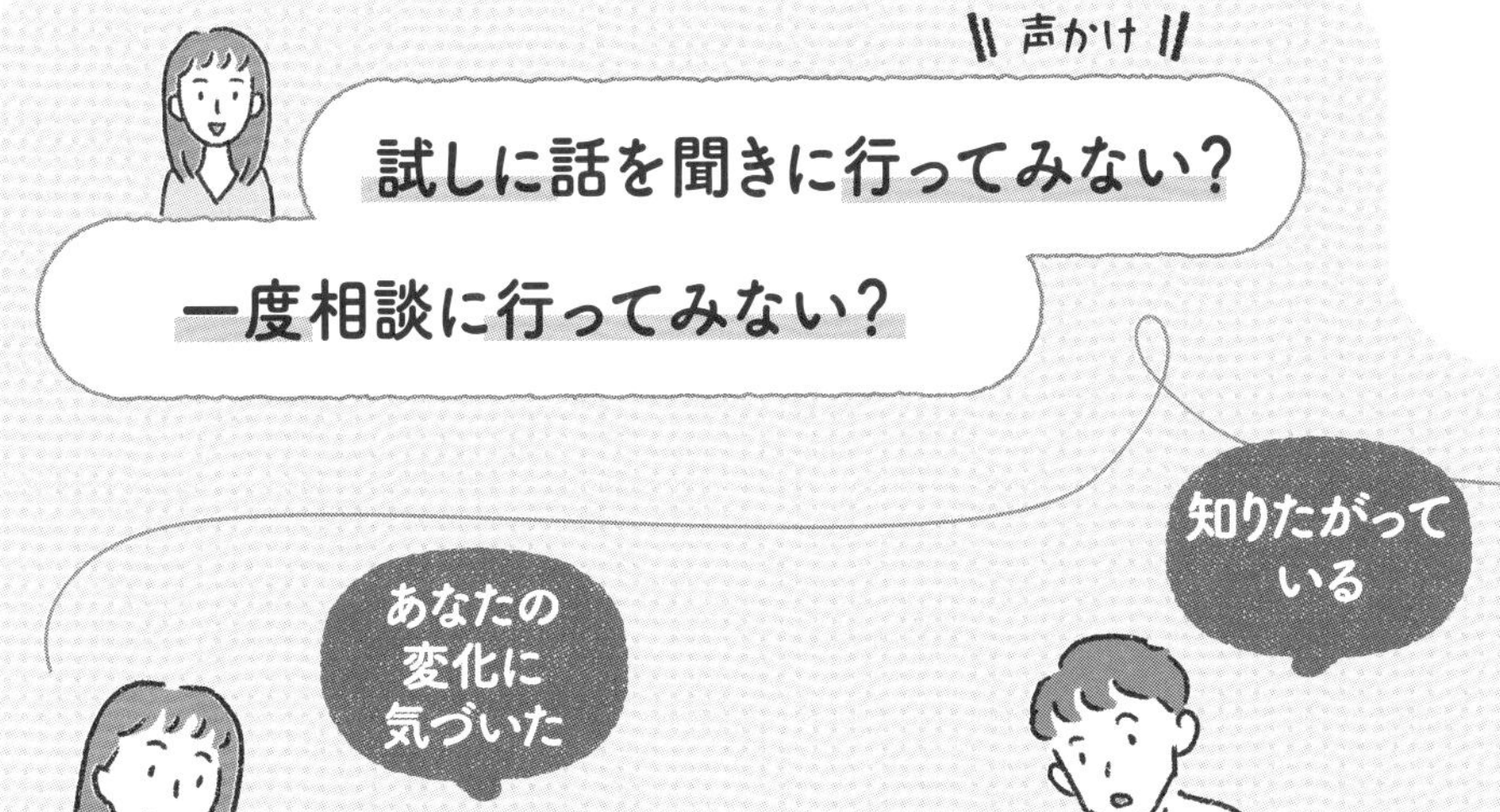
声かけ
試しに話を聞きに行ってみない?
一度相談に行ってみない?
あなたの変化に気づいた
知りたがっている

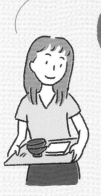

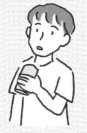

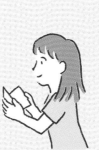

「最近どうしたの?」「前みたいに小言を言わなくなったね」と、CRAFT を勉強してからのあなたの対応の変化に気づいたとき。

アルコール依存症という病気のこと、医療機関での治療、家族会の内容などについて、少しでも興味を示したとき。

その気になるような受け答え

受診や相談をためらっている場合、
本人の不安や心配を払拭するような言い方で誘ってみる。先に受診先・相談先には家族自身が相談に行き、下地をつくっておくといい。

腰をあげるきっかけ

医者に相談するなんて
気が重い……

私のカウンセリングをしてくれている先生だから、私の体調について質問してほしい

ADVICE

表向きは家族のことを聞くという名目で医療機関へ。受診のきっかけになる。

ためらいを払拭する

妻の先生に相談するのは
気が引ける

別のカウンセラーさんに
お願いすることができるよ

ADVICE

家族を知る医師に悩みを開示するのをためらう人も。担当を変えられることを教える。

強制的な印象を変える❶

無理やり入院とか
かんべんしてほしい

無理やりなにかさせると
いうことはないからね

ADVICE

医療機関に不信感をもっている人にはしっかり説明する。

強制的な印象を変える❷

命令されたり、
決められたりするのはいやだな

やることはあなたが決められるし、
いやなことはしなくていいんだよ

ADVICE

選択権・決定権はつねに患者さんにあることを伝えると、警戒心が解ける。

自由に話せることを伝える

なぜお酒を飲むのか、
詰問されるのかな……

眠れないとか、イライラするとか、
なんでも訴えていいんだよ

ADVICE

問題の核心（飲酒）でなくてもかまわない。自由に相談できることを伝える。

悲観的な気持ちを和らげる

相談しても
どうにもならないんじゃないかな

話してみたら、状況が
少し変わるかもしれないよ

ADVICE

受診・相談など意味がないとあきらめている人も。変化＝希望を伝える。

WORK

本人の変化を記録し、誘導の台詞をシミュレーション

本人がどんなときに受診のサインを出すのかを予測して記し、本人の心のなかを想像する。そしてどんなふうに声をかければ、医療機関に誘導できるかを記す。

1 どんなシチュエーションで「受診のサイン」を示すか

シチュエーション
-
-

本人の様子
-
-

本人の台詞
-
-

2 本人はどんなことを感じたり、考えたりしている？

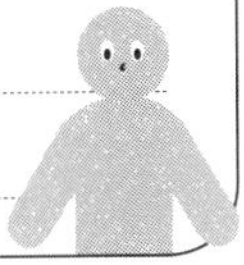

3 2を踏まえて、本人を医療機関につなぐためにどんな言葉をかける？

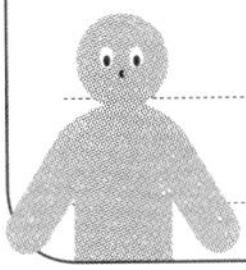

本人に治療を勧める②

メニュー8

本人がその気になったとき、動けるようにしておく

本人を治療につなげるには「その気になったとき」を逃さないことです。そのためには、本人を観察して気持ちの変化をとらえるとともに、その気になったらすぐ受診できるように準備しておく必要があります。

受診先の医療機関とあらかじめ話を詰めておく

タイミングを逃さず、その気になった当日か翌日には受診できるように、家族は専門の医療機関を探し、あらかじめ家族だけで医師と相談しておきましょう。受診までに時間がかかり、気が変わってしまうことを防ぎたいのです。医師の人となりを知っていれば、本人に説明するときに安心感を与えられます。また、医療機関の勉強会などに参加していれば、「話を聞いているだけで大丈夫」と、誘うこともできます。

ただし、断られたからといって必要以上に動揺しないように。無理強いせず、「じゃあ、ちょっと考えてみてね」と、先につなげます。

STEP1

あらかじめ医療機関と打ち合わせ

本人がその気になったときのために、事前に医療機関と打ち合わせをしておく。

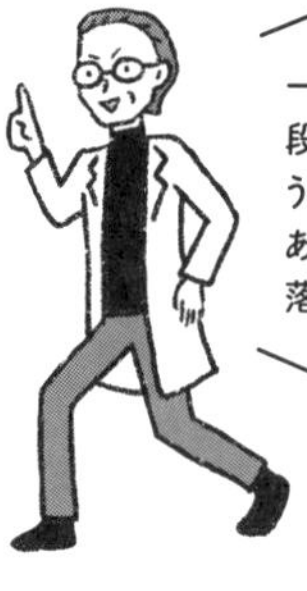

一度でうまくいくことはありません。
段階を踏んで治療につなげます。
うまくいかないとき、
あなたが過剰に
落ち込まないように気をつけて

治療が始まってもCRAFTは続けると効果的

本人の治療が始まったあとも、家族はＣＲＡＦＴをやめずに継続することをお勧めします。医療機関でＣＲＡＦＴプログラムを受けている家族は、本人の治療との２本立てで継続することになります。

依存症の治療では、早期にドロップアウトすることは珍しくありません。飲酒を再開しても感情的にならず、ゆったり構えてまた挑戦すればいいのです。

家族がＣＲＡＦＴを続けていれば、本人の治療中も家族は専門家や仲間に支えられ、さまざまな悩みを相談することができます。

また、本人が治療からドロップアウトしたときでも、家族が医療機関とつながっていれば治療の流れが断たれずに済みます。家族を通じて本人の再挑戦をサポートできるのです。

依存症は、受診すればすぐに治るというものではありません。また、なかにはシラフになると細かいことばかり指摘したり責め立てたりするようになることもあります。断酒後に別の問題が出てくることも少なくありません。ＣＲＡＦＴは、家族関係全般の問題に対しても効果があり、いわばアフターケアとしての役目も担っています。

STEP2

その日か翌日に受診する

本人がその気になったら、その日か翌日には受診や相談におもむく。

Point

拒絶のケースを想定しておく

本人が受診を拒絶した場合を想定し、医療機関とどう対処するか相談しておく。

依存症問題の専門治療プログラムをもつ機関を選ぶ

アルコール依存をはじめとする依存症と家族の相談機関には、保健所や精神保健福祉センターなどの公的機関のほか、民間の回復支援施設、自助グループなどがあります。

依存症の情報は精神保健福祉センターに

各都道府県や政令指定都市には精神保健福祉センターが設置されています。「こころの健康センター」などと呼ばれているところもあります。センターには医師や看護師、保健師などの専門家がいて、本人や家族の悩みに応えてくれます。電話や対面での相談も受けつけています。ホームページなどで確認してください。

デイケアや家族会を行っているところもあります。積極的に利用してみましょう。

アルコール依存症の場合は、飲酒による異常行動や離脱症状への対応も必要とされるため、医師の治療が不可欠です。治療が始まり回復が安定するには2～3年かかると考えたほうがいいでしょう。

回復支援施設を活用、断酒会、ＡＡに参加

回復支援施設（Ｐ91）は、依存症から回復した人たちが当事者を支援する「セルフヘルプの精神」で運営されています。通所または入所して共同生活をしながら、仲間とともに回復プログラムに参加します。各施設は独立していてプログラム内容は異なりますが、医療機関や行政と連携をとりながら行われています。女性専用の入所施設もあります。

全日本断酒連盟（Ｐ91）では各地で断酒会を催しています。参加者が約2時間酒害体験を話し合うというもので、仲間との一体感に励まされるとともに自覚が促され、断酒継続の強い原動力となります。

また、アルコール依存者たちの会ＡＡ（アルコホーリクス・アノニマス）もあります（Ｐ91）。ＡＡは世界各国で活動する組織で、日本には600以上のグループがあると推定されています。メンバーになる条件は「飲酒をやめたい」という願いのみで、会費や料金は不要です。全国に自助グループや勉強会がありますので、保健所や精神保健福祉センターで相談してみてください。

コロナ禍で動画配信もスタート

藍里病院では、講義形式の勉強会Ａと、参加者が抱える問題について具体的なアドバイスや質疑応答、意見交換を行う勉強会Ｂを、各々月１回、少人数制で行っています。

コロナ禍で勉強会Ａの参加者は15名に限定しているため、講義の録画動画を配信し、希望者にはＵＲＬを送付しています。

勉強会への参加またはＵＲＬ送付希望者は、藍里病院アディクション委員に問い合わせてください。

●藍里病院　URL http://www.aizato.or.jp/hospital/izon.html

本人・家族のための依存症の相談機関

全国に、アルコール依存症、薬物依存症をはじめとするあらゆる依存症の窓口が設置されている。どこかの機関とつながることができれば、依存症による本人と家族の問題も解決に向かう。

最初に訪れる地域の窓口 保健所

健康相談の地域の窓口。依存症の家族からも、電話や面談による相談を受けている。保健師、医師、精神保健福祉士などの専門職が対応。保健師による家庭訪問が行われることもある。

より専門的な手助けを得られる 精神保健福祉センター

各都道府県・政令指定都市に設置。「こころの健康センター」などとも。依存症の家族の相談にも対応。医師、看護師、保健師、精神保健福祉士、臨床心理技術者、作業療法士などの専門職が配置。デイケア、家族会の運営も。

●全国精神保健福祉センター一覧（全国精神保健福祉センター長会）
URL https://www.zmhwc.jp/centerlist.html

依存症専門医・相談員とつながるには 依存症の相談拠点機関

都道府県及び指定都市には、依存症相談員を配置した相談拠点がある。依存症の医療機関・依存症の治療は、厚生労働省の基準を満たした依存症専門の医療機関を受診するとよい。

**●全国の相談窓口・医療機関を探す
（依存症対策全国センター）**
URL https://www.ncasa-japan.jp/you-do/treatment/treatment-map/

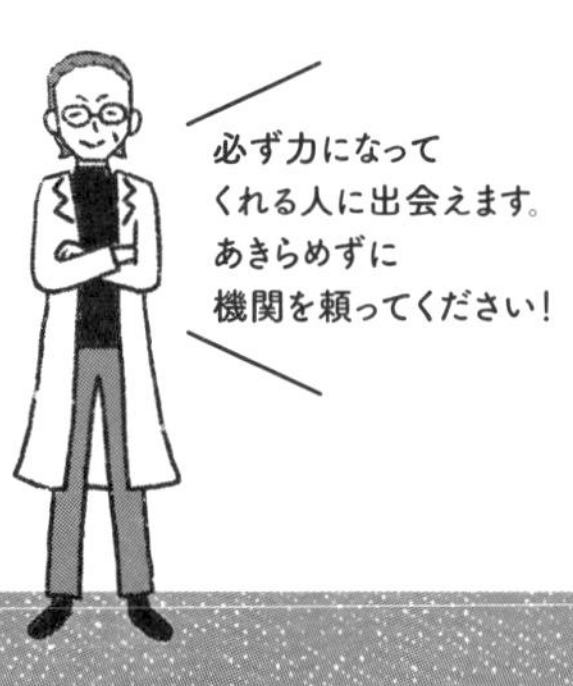
必ず力になってくれる人に出会えます。
あきらめずに機関を頼ってください！

同じ問題を抱えた人同士が支え合う　自助グループ・回復支援施設

アルコールなどの依存問題を抱えた人たちが同じ問題を抱えた人と自発的に、当事者の意志でつながり、結びついた集団。市区町村、保健所、精神保健福祉センターで教えてくれる。

●全国マック協議会
アルコール依存症で悩む人の回復支援施設。
URL https://maccouncil.com

●日本ダルク
薬物依存症で悩む人の回復支援施設。
URL http://darc-ic.com/

●全日本断酒連盟
断酒会を主宰している団体。
URL https://www.dansyu-renmei.or.jp/

●AA
（アルコホーリクス・アノニマス）
アルコール依存からの回復を目指す人の集まり。
URL https://aajapan.org/

●NA日本
（ナルコティクス・アノニマス）
薬物依存からの回復を目指す人の集まり。
URL https://najapan.org/about-na

●GA日本
（ギャンブラーズ・アノニマス）
強迫的ギャンブル（ギャンブル依存）からの回復を目指す人の集まり。
URL http://www.gajapan.jp/

依存症問題で悩む家族同士が助け合う　家族会・家族の自助グループ

依存症の人の家族のためのわかち合いや勉強の会。依存症本人、家族ともによい影響が現れる。精神保健福祉センター、保健所、市町村で情報を提供。

●アラノン家族グループ
アルコール依存症の人の家族や友人、幼少期の問題を抱えた人のための自助グループ。
URL http://www.al-anon.or.jp/

●ナラノンファミリーグループジャパン
薬物の問題をもつ人の家族や友人の自助グループ。
URL http://nar-anon.jp/

●ギャマノン
ギャンブルの問題の影響を受けた家族・友人のための自助グループ。
URL http://www.gam-anon.jp/

依存症に関するポータルサイト

さまざまな依存症の情報を検索できるウェブサイト。

●特定非営利活動法人 ASK
さまざまな依存症の予防にとり組む NPO 法人の公式ウェブサイト。
URL　https://www.ask.or.jp/

●アルコール依存症治療ナビ .jp
日本新薬株式会社が運営するアルコール依存症の情報提供のナビサイト。
URL　http://alcoholic-navi.jp/

CRAFTと医療機関

治療者次第で効果が変わる。話したくなる人を探す

人の心のなかには「健康的な人生を送りたい」「大切な人と愛し、愛されながら暮らしたい」などの健全な動機があり、行動の原動力となっています。

CRAFTの歯車が回り出すと、愛が復活する

ＣＲＡＦＴは、依存症によって見えなくなってしまった健全な動機を見つけて栄養を与え、元気にしていく作業です。

このとき大事な栄養となるのが、「正当な評価」なのです。やったことが正しく評価されることで、人はさらに前向きに関係改善にとり組むことができます。

もちろんこうしたＣＲＡＦＴに関する本を読むだけでも、依存症の家族とのコミュニケーションが変わり、治療に向かうこともあります。

ただ、やはり自分で自分に評価を下すのは難しいものです。医療機関

等のCRAFTに参加し、精神科医やカウンセラーの助言や評価が加わると、よりスムーズに改善に向かっていきます。

たとえば面接で「今日はよく来てくれましたね。ありがとうございます」という言葉をかけられるだけで、疲弊した家族は自分の行為が正当に評価されたと感じ、心にエネルギーが生まれます。動機を殺すような言動には栄養を与えず、育てる言動だけを評価していくのです。すると動機は強化され、家族の心は元気になっていきます。

家族が元気になると本人の心にも変化が起こります。家族とのやりとりで本人の動機も強化され、自ら問題に向き合うようになります。

次も会いたい、話したいと思えることが大事

CRAFTの起点は治療者なので、治療者選びはとても重要です。熟練した医師やカウンセラーを探してください。ホームページなどで確認し、「家族支援でCRAFTを使っていますか」と尋ねましょう。

直接会って話をし、「また会って話したい」と思えることが重要です。人の話を聞かず、決めつけて話すような人は避けましょう。

相性のいい人に出会うには根気と時間が必要です。ひとりやふたりであきらめず、納得できる人に出会えるまで粘り強く探してください。

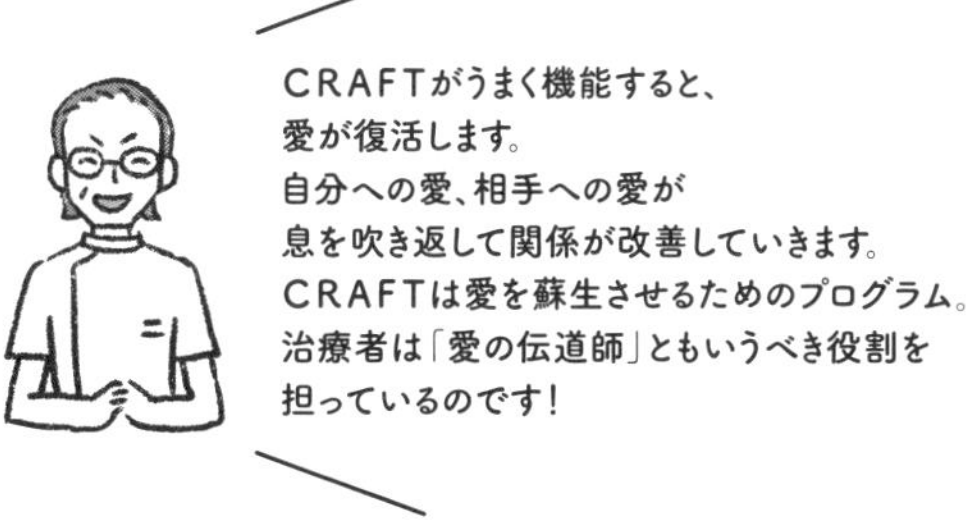
CRAFTがうまく機能すると、
愛が復活します。
自分への愛、相手への愛が
息を吹き返して関係が改善していきます。
CRAFTは愛を蘇生させるためのプログラム。
治療者は「愛の伝道師」ともいうべき役割を
担っているのです！

家族自身の治療

家族が自分自身の長年の問題に気づくこともある

ＣＲＡＦＴを使いながら、相手とのあいだに境界線をつくる作業がとても重要なステップだとお伝えしました（Ｐ72）。これは自分自身の成長につながります。

境界線を引けるようになると親との関係に気づく

適切な境界線ができると、相手の責任を背負ったり顔色をうかがって行動したりすることがなくなり、自分の人生を生きられるようになります。自分の人生に目が向くようになり、自分自身の問題について深く考えられるようになります。

こうしたプロセスのなかで、家族自身が自分の生きづらさに気づくことがあります。

たとえば、夫の依存症の相談に来ていた女性。夫の治療が進むにつれて、自分自身の悩みを打ち明けるようになりました。それは、自分の母親がいわゆる「毒親」で、結婚したいまでもあらゆることに口を出し、支配し続けているというのです。

女性は、母親の干渉をうとましく感じながらも、これは愛情なので拒絶してはいけないと思い込んでいました。けれどもＣＲＡＦＴを使いながら夫とのことで境界線を意識してみると、母親とのあいだにも境界線がなかったことがわかったのです。言い換えれば、境界線があいまいな夫との関係の根底に、母親との関係が存在していたわけです。

また、父親がアルコール依存症でつねに暴力に脅えていた女性は、記憶の根底に父親の姿があり、結果として夫に服従してしまい、イネーブリングを続けていたことに気づきました。

自分のためのカウンセリングを受ける

このように、依存症の本人に対する態度の背景に家族自身の問題がかかわっていることは少なくありません。機能不全家庭での生育やトラウマ、親子関係など、自分自身の問題に気づいたら、自分のためのカウンセリングを受けてください。

自身の問題を見直し、自分のための人生をとり戻すことができれば、本人との関係にも必ずプラスになります。

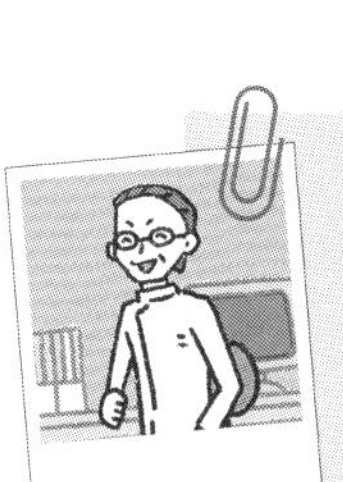

ご家族へのメッセージ

16年前に依存症の治療を始めたとき、家族からの相談の深刻さに圧倒されました。効果的な家族支援の方法を探し続け出会ったのがCRAFTです。数々の効果的な技術以上に、根底にある理念に魅了されました。どこまでも人間の肯定的な力を信じる考え方です。CRAFTによって私自身の目が開かれました。あなたもこれまでの経験や常識をいったん棚あげし、素直にCRAFTを学習してみてください。きっとその恩恵が与えられると思います。

吉田精次（よしだ・せいじ）

精神科医。精神保健指定医。社会医療法人あいざと会藍里病院副院長。

1981年徳島大学医学部卒。1982年社会医療法人あいざと会藍里病院勤務。2001年、依存症治療を開始。2006年から依存症家族勉強会を開催し、依存症問題に悩む家族のための援助プログラム「CRAFT」を全国的に広める活動を行う。2010年より同病院副院長。2017年藍里病院依存症研究所所長に就任。日本アルコール関連問題学会評議員、全日本断酒連盟顧問、徳島ダルク後援会代表、徳島自殺予防面接技法研究会世話人、徳島県自殺予防協会いのちの希望評議員。CRAFT、依存症に関する本を翻訳、執筆。全国で啓発のための講演会も行っている。

●社会医療法人あいざと会　http://www.aizato.or.jp/

［参考資料］

『アルコール・薬物・ギャンブルで悩む家族のための7つの対処法―CRAFT』
吉田精次、ASK（アルコール薬物問題全国市民協会）著

『CRAFT 依存症者家族のための対応ハンドブック』
ロバート・メイヤーズ、ブレンダ・ウォルフ著、松本俊彦、吉田精次、渋谷繭子翻訳（金剛出版）

『CRAFT 薬物・アルコール依存症からの脱出―あなたの家族を治療につなげるために』
吉田精次、境泉洋著（金剛出版）

『だらしない夫じゃなくて　依存症でした』三森みさ著、松本俊彦ほか監修（時事通信出版局）

「依存症対策」厚生労働省HP
https://www.mhlw.go.jp/stf/seisakunitsuite/bunya/0000070789.html

心のお医者さんに聞いてみよう

依存症《いぞんしょう》の人《ひと》を治療《ちりょう》に向《む》かわせる
CRAFTの本《ほん》

家族としての“あり方”“接し方”

2021年6月30日　初版発行
2024年9月1日　2刷発行

監修者……吉田精次《よしだせいじ》
発行者……塚田太郎
発行所……株式会社大和出版
東京都文京区音羽1-26-11　〒112-0013
電話　営業部03-5978-8121／編集部03-5978-8131
https://daiwashuppan.com

印刷所……信毎書籍印刷株式会社
製本所……株式会社積信堂

本書の無断転載、複製（コピー、スキャン、デジタル化等）、翻訳を禁じます
乱丁・落丁のものはお取替えいたします
定価はカバーに表示してあります

© Seiji Yoshida 2021　Printed in Japan

ISBN978-4-8047-6370-5